APPROPRIATION
DES DOSES

PONDÉRABLES ET GRANDES
APPELÉES MASSIVES

ET DES DOSES PETITES ET IMPONDÉRABLES
APPELÉES INFINITÉSIMALES

DES MÉDICAMENTS

AU TRAITEMENT CURATIF HOMŒOPATHIQUE
DES INFIRMITÉS HUMAINES

CONSIDÉRÉE SOUS LE DOUBLE POINT DE VUE DE LA RESTAURATION ET DU PROGRÈS
DE LA DOCTRINE MÉDICALE HAHNEMANNIENNE

PAR

LE DR D. JOAQUIM DE HYSERN

CONSEILLER ROYAL ET ANCIEN INSPECTEUR GÉNÉRAL DE L'INSTRUCTION PUBLIQUE D'ESPAGNE
MEMBRE DU CONSEIL GÉNÉRAL DE BIENFAISANCE DU ROYAUME
MÉDECIN HONORAIRE DE CHAMBRE DE S. M. C.
CHEVALIER GRAND-CROIX DES ORDRES ROYAUX DE CHARLES III ET ISABELLE-LA-CATHOLIQUE
DÉCORÉ DE LA CROIX DE PREMIÈRE CLASSE DE L'ORDRE CIVIL DE BIENFAISANCE
DE CELLE DES ÉPIDÉMIES ET DE LA MÉDAILLE ROYALE D'OR DE PREMIÈRE CLASSE DES ANCIENS
COLLÉGES DE LA FACULTÉ DE MÉDECINE ET DE CHIRURGIE DE MADRID
OFFICIER DE L'ORDRE IMPÉRIAL DE LA LÉGION D'HONNEUR DE FRANCE
ANCIEN PROFESSEUR DE L'UNIVERSITÉ CENTRALE DE MADRID
MEMBRE DE PLUSIEURS SOCIÉTÉS SAVANTES NATIONALES ET ÉTRANGÈRES, PRÉSIDENT
DE LA SOCIÉTÉ HOMŒOPATHIQUE D'ESPAGNE
ET DIRECTEUR DU JOURNAL OFFICIEL DE CETTE CORPORATION :
LA RÉFORME MÉDICALE

> Apis vero ratio media est, quæ materiam ex floribus
> horti et agri elicit; sed tamen eam propria facultate
> vertit et digerit.
> FRANC. BACO. VERULAM. *Nov. Org. scient.*
> *aphorism.* xcv.

PARIS

J.-B. BAILLIÈRE ET FILS

LIBRAIRE DE L'ACADÉMIE IMPÉRIALE DE MÉDECINE

Rue Hautefeuille, 19, près le boulevard Saint-Germain

Londres | **Madrid**
HIPPOLYTE BAILLIÈRE | C. BAILLY-BAILLIÈRE

1869

APPROPRIATION

DES DOSES

DES MÉDICAMENTS

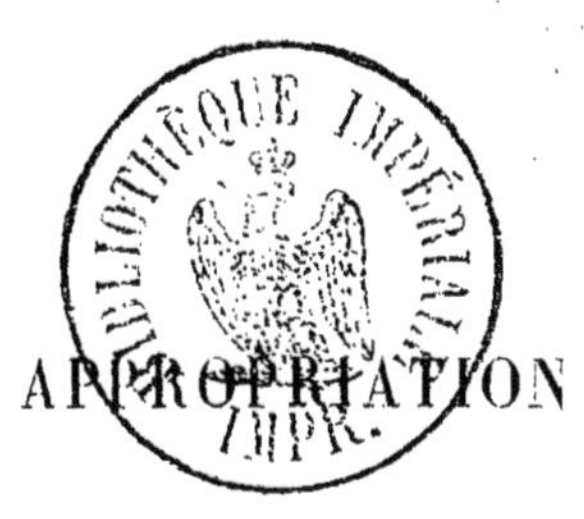

PARIS. — IMP. SIMON RAÇON ET COMP., RUE D'ERFURTH, 1.

APPROPRIATION

DES DOSES

PONDÉRABLES ET GRANDES
APPELÉES MASSIVES

ET DES DOSES PETITES ET IMPONDÉRABLES
APPELÉES INFINITÉSIMALES

DES MÉDICAMENTS
AU TRAITEMENT CURATIF HOMŒOPATHIQUE
DES INFIRMITÉS HUMAINES

CONSIDÉRÉES SOUS LE DOUBLE POINT DE VUE DE LA RESTAURATION ET DU PROGRÈS
DE LA DOCTRINE MÉDICALE HAHNEMANNIENNE

PAR

LE Dʳ D. JOAQUIM DE HYSERN

CONSEILLER ROYAL ET ANCIEN INSPECTEUR GÉNÉRAL DE L'INSTRUCTION PUBLIQUE D'ESPAGNE
MEMBRE DU CONSEIL GÉNÉRAL DE BIENFAISANCE DU ROYAUME
MÉDECIN HONORAIRE DE CHAMBRE DE S. M. C.
CHEVALIER GRAND-CROIX DES ORDRES ROYAUX DE CHARLES III ET ISABELLE LA CATHOLIQUE
DÉCORÉ DE LA CROIX DE PREMIÈRE CLASSE DE L'ORDRE CIVIL DE BIENFAISANCE
DE CELLE DES ÉPIDÉMIES ET DE LA MÉDAILLE ROYALE D'OR DE PREMIÈRE CLASSE DES ANCIENS
COLLÉGES DE LA FACULTÉ DE MÉDECINE ET DE CHIRURGIE
OFFICIER DE L'ORDRE IMPÉRIAL DE LA LÉGION D'HONNEUR DE FRANCE
ANCIEN PROFESSEUR DE L'UNIVERSITÉ CENTRALE
MEMBRE DE PLUSIEURS SOCIÉTÉS SAVANTES NATIONALES ET ÉTRANGÈRES, PRÉSIDENT
DE LA SOCIÉTÉ HOMŒOPATHIQUE D'ESPAGNE
ET DIRECTEUR DU JOURNAL OFFICIEL DE CETTE CORPORATION :
LA RÉFORME MÉDICALE

> Apis vero ratio media est, quæ materiam ex floribus
> horti et agri elicit; sed tamen eam propria facultate
> vertit et digerit.
>
> FRANC. BACO. VERULAM. *Nov. Org. scient.*
> *aphorism.* xcv.

PARIS

J.-B. BAILLIÈRE ET FILS

LIBRAIRE DE L'ACADÉMIE IMPÉRIALE DE MÉDECINE

Rue Hautefeuille, 19, près le boulevard Saint-Germain

Londres	**Madrid**
HIPPOLYTE BAILLIÈRE	C. BAILLY-BAILLIÈRE

1869

NOTRE

PROFESSION DE FOI SCIENTIFIQUE

SUR LES PRINCIPES FONDAMENTAUX

DE LA PHILOSOPHIE MÉDICALE

DE LA DOCTRINE HOMŒOPATHIQUE

MANIFESTATION A TITRE DE PRÉFACE

La découverte de la puissance morbifique et curative
des substances médicinales atténuées jusqu'à la dilution
appelée *infinitésimale*, que l'humanité, la science et
l'art doivent à l'expérience et au génie du grand Hahnemann, est si immense, si merveilleuse, que la grande
majorité des hommes, et surtout des médecins homœopathes et allopathes, croyants ou sceptiques, en sont
venus à considérer comme deux choses liées, logique-

ment et scientifiquement inséparables, comme deux termes indivisibles d'un même problème, l'*homœopathie* et le *globule homœopathique* imbibé de la substance *éthérée*, triturée, diluée, indéfiniment étendue et *dynamisée* jusqu'à l'état de fluide impondérable, que l'imagination exaltée par la grandeur, par l'immensité même de l'objet, confond avec la mystérieuse et incompréhensible idée de l'*infini*.

On appelle vulgairement homœopathiques les particules les plus petites des corps de grandes dimensions; on appelle homœopathiques, comme par une espèce d'antonomase, les médicaments divisés et subdivisés jusqu'à une ténuité immense et indéfinie, inappréciable par tous les moyens connus d'investigation et d'observation physique et chimique; sont qualifiées homœopathiques en tous lieux et par toutes les personnes éclairées ou vulgaires, toutes les guérisons qui s'obtiennent par des médicaments ou par toutes sortes de moyens hygiéniques et thérapeutiques *invisibles, impalpables, impondérables, sans quantité appréciable*, par les calculs connus et appliqués jusqu'à nos jours.

C'est ainsi que le plus grand nombre, soit entre les personnes instruites étrangères aux études médicales, soit parmi le vulgaire, et plus spécialement entre les médecins allopathes et même entre les homœopathes exagérés, puristes et systématiques, nie résolûment le caractère et la qualification d'homœopathiques à toutes les guérisons obtenues par des médicaments *pondérables*, par des doses *massives, grandes, fortes, hautes* de ces substances, bienfaisantes ou nuisibles, curatives ou vénéneuses, selon les cas et les circon-

stances ; et la majeure partie des hommes croit ferme-
ment qu'un médecin cesse d'être homœopathe légitime
et véritable, par le seul fait d'administrer ces doses médicinales concentrées, quelle que soit l'indication thérapeutique qu'il se propose de remplir.

C'est là une erreur d'appréciation qu'il faut se hâter
de réfuter et de dissiper, dans l'intérêt de la science
homœopathique elle-même, des médecins qui la professent, et surtout de l'humanité souffrante, qui recueille aujourd'hui de si grands bienfaits et qui en
obtiendra tant dans l'avenir, de la prudente, sage et
scientifique application pratique de la doctrine des semblables au traitement curatif des maladies et souffrances
de toutes sortes, qui en tous lieux et en tous temps
l'assiégent, la poursuivent et l'affligent incessamment.

A combattre cette préoccupation de l'esprit, qui fond
et amalgame en une seule idée indivisible l'homœopathie et les moyens homœopathiques, l'art, l'artiste et les
instruments de l'art, et qui n'a d'autre fondement que
la fausse conception ou l'exagération systématique de la
doctrine hahnemannienne au sujet des doses et des atténuations des médicaments, s'appliquent les considérations, les données historiques, les faits pratiques, les
raisons et les arguments qui forment ensemble la matière scientifique de cette polémique.

Et pour que l'on comprenne dès les premières pages
quels sont les principes qui nous servent de guide tant
en notre pratique particulière que dans le cours de la
discussion scientifique, nous allons reproduire en ce
lieu la *profession de foi* sur les lois fondamentales de la
philosophie médicale homœopathique, adressée dans la

réponse suivante, que nous fîmes à une question du journal *le Siècle médical*, le plus ancien, le plus constant, le plus intrépide, le plus autorisé et le plus respectable adversaire de *la Réforme* médicale homœopathique, entre tous les journaux allopathiques qui se consacrent actuellement à la défense des intérêts moraux et professionnels des classes médicales en Espagne.

« A demande civile et honnête, réponse courtoise.

« Après avoir publié, dans sa chronique du 21 décembre dernier, la première partie de notre article, en réponse à celui de M. Pellicer, dans laquelle nous indiquons les circonstances qui requièrent l'administration des médicaments à doses *pondérables*, *grandes* ou *massives* dans le traitement homœopathique des infirmités humaines, *le Siècle médical* ajoute : « Après cela, quelle raison reste-t-il à notre ami M. de Hysern pour continuer à s'appeler médecin homœopathe? » Et il se répond : « Seulement une certaine foi, semblable, à notre avis, à celle que, durant quelques années, Hahnemann eut dans les merveilleux résultats de *l'olfaction des globules*, et à laquelle, avec la majorité des médecins, moins crédules ou plus positifs, nous ne pouvons participer. »

« Nous devons donc représenter à notre estimable collègue que ce n'est point cette réponse que nous avons à faire à sa demande, mais la suivante :

« Le docteur Hysern continue, continuera et tiendra à grand honneur de s'appeler médecin homœopathe, pour de nombreuses et graves raisons; entre autres :

« 1° Parce qu'il tient pour boussole et pour guide sûr

et constant, dans sa pratique, la loi suprême, éternelle et invariable de la guérison des maladies par l'axiome de la *similitude symptomatique des médicaments avec la maladie*, le *similia similibus curantur;* soit que ce principe s'explique par la théorie plus ou moins plausible, plus ou moins douteuse de la substitution, comme l'expose Hahnemann et la reproduisent *ses plagiaires,* Trousseau et Pidoux; soit qu'il s'appuie sur une autre loi également suprême, invariable et éternelle, celle du *dynamisme* et de la *réaction vitale*, qui distingue de la matière brute et inerte tous les êtres du règne animal;

« 2° Parce qu'il professe le dogme de l'*expérimentation pure* comme unique moyen scientifique et certain d'arriver à la connaissance de la vertu curative, positive et réelle des médicaments; bien entendu que l'*expérience clinique* doit être le complément et la confirmation de la première;

« 3° Parce qu'il considère comme absurde, contradictoire, nuisible et parfois très-dangereux d'administrer plus *d'un médicament dans chaque formule;*

« 4° Parce que, s'il croit à la vertu pathogénétique et thérapeutique des médicaments à doses et en dilutions *infinitésimales*, ce n'est pas avec une foi aveugle et trompeuse, fondée sur des hypothèses, sur de pures apparences, ou sur des conditions douteuses et fortuites, dues le plus souvent à des causes bien différentes de celles auxquelles on les attribue; mais avec cette autre loi qui naît de la conviction profonde, radicale, positive, irrévocable, produite par des milliers de faits et observations de la pratique de tous les jours, qui se voient, se touchent, se palpent, aussi clairs, aussi évidents que

la lumière du soleil ; faits qui se prévoient, se pronosti-
quent, s'annoncent en beaucoup de maladies, sinon en
toutes, avec la même sûreté et certitude que peut s'an-
noncer une éclipse ou la conjonction de deux astres, ou
comme l'on attend la guérison d'une fièvre paludéenne,
ou du moins la suppression de ses accès, par le quinquina ou la quinine à doses ordinaires et allopathiques ;

« 5° Enfin : parce que, s'il indique, s'il établit la nécessité absolue d'administrer, dans des maladies déterminées, les médicaments à doses *hautes, pondérables* ou
massives, ce n'est que comme exception à la règle générale, ne s'appliquant qu'à des cas déterminés et à des
circonstances qu'il signale également ; mais sa règle,
sa norme générale, pour le traitement de la grande
majorité des maladies aiguës et chroniques, est l'administration des médicaments à doses *minimes, impondérables* et *infinitésimales*, en cherchant à proportionner
les dilutions, les formes, les globules, les dissolutions
aux diverses conditions des malades ou des maladies
qui l'exigent, depuis la goutte des teintures ou les pou-
dres des triturations, jusqu'aux globules des plus hautes
dilutions : 30ᵉ, 100ᵉ, 1,000ᵉ, 10,000ᵉ, etc. ; et, enfin,
jusqu'à l'*olfaction* même des globules secs et sans aucune dissolution.

« Ainsi, nous avons obtenu de nombreuses guérisons,
qui ne peuvent être attribuées en aucune façon, ni sous
aucun point de vue, aux faux-fuyants ordinaires de l'in-
crédulité aveugle et fanatique qui, pour ne pas voir,
ferme les yeux à la lumière du jour, cherchant l'expli-
cation des faits dans ce qui serait la mort de la science
et de l'art médical, dans les merveilleux effets de

l'*expectation*, dans l'*autocratie de la nature* et autres semblables subtilités métaphysiques et fantastiques de l'esprit, avec lesquelles tout pourrait s'expliquer, et il n'y aurait ni médecine, ni aucune science possible.

« Les faits de l'école homœopathique et ceux de notre propre pratique et expérience sont tels, si grands, si nombreux, si clairs, si positifs et évidents, qu'ils ne laissent pas la plus légère ombre de doute dans notre esprit, ni dans nos convictions.

« Nous pourrions remplir des volumes entiers avec les histoires de ces faits, et de véhémentes tentations nous poussent à en citer quelques-uns très-notables, très-clairs, très-évidents et incontestables, *qui se sont passés souvent dans les plus hautes régions sociales, ici, dans notre patrie même, et sous la direction de notre propre personne.* Nous nous abstenons de le faire maintenant, pour certains égards que nous désirons garder envers de respectables coprofesseurs, des collègues distingués, élevés aux premières dignités de l'État, qui, néanmoins, jusqu'ici, s'en sont dispensés envers nous, qui sommes leur égal. Nous le ferons cependant, sans ambages ni détours, en temps et lieu, si l'occasion nous en est offerte.

« Le directeur de la Réforme médicale,

« JOAQUIN DE HYSERN.

« Madrid, le 22 janvier 1868. »

Telle fut la réponse que nous fîmes à la question du *Siècle médical.*

Nous ajouterons ici d'autres raisons non moins importantes, non moins graves et transcendantes, qu'à cause de la brièveté du temps nous ne consignâmes pas dans notre réponse, par une omission et inadvertance involontaires.

Voici ces raisons principales :

1° Nous professons, défendons et proclamons hautement, comme un des dogmes fondamentaux les plus importants et du plus haut intérêt, pour le traitement scientifique et pour la sûreté de la guérison de la plus grande partie des infirmités qui affligent l'existence et abrégent la vie des hommes, la doctrine hahnemannienne de l'origine, nature et caractère *miasmatiques* des maladies essentiellement chroniques, que Hahnemann attribue à trois miasmes connus, le PSORIQUE, le SYCOSIQUE et le SYPHILITIQUE, et enfin l'EMPOISONNEMENT MÉDICINAL, dans les cas infinis où l'ancienne médecine abuse déplorablement de l'administration de médicaments énergiques et même héroïques, à doses considérables et longtemps répétées ; auxquelles causes morbifiques permanentes, nous en ajouterons encore quelques autres de nature analogue, comme : 1° les *miasmes paludéens* ou *lymnhémiques* ordinaires, et *cholériques*, qui subsistent parfois dans notre organisme pendant des années ; 2° les *germes helminthiques* ou *vermineux* des lombrics, ascarides, ténias, distomes, filaires, etc., etc., lesquels, non-seulement persistent, tantôt latents, tantôt manifestes et évidents, pendant une ou plusieurs périodes de la vie des individus, mais même, comme les premiers *miasmes chroniques*, se transmettent aux germes de l'homme et des animaux héréditairement par la génération (1) ; 3° le *virus vaccin*, qui, tantôt pour une

____

(1) C'est un fait général, aujourd'hui complétement démontré pour nous,

partie, fréquemment pour la totalité de la vie, et quelquefois seulement pour quelques années, préserve de la contagion de la variole, est la cause probable, et en bien des cas évidente, de diverses affections et souffrances chroniques que l'on ne peut raisonnablement attribuer à la seule présence des *miasmes* désignés, étudiés et reconnus par Hahnemann dans sa doctrine des maladies chroniques.

Ces germes morbides, ou *miasmes chroniques*, dont nous avons eu souvent occasion d'observer les effets dans notre pratique, ne nous ont jamais paru exister isolés dans l'organisme humain, comme il arrive parfois aux premiers; mais nous avons toujours constaté leur complication avec un ou plusieurs de ceux-ci, tantôt avec le PSORIQUE, tantôt avec le SYPHILITIQUE, tantôt avec le

que le fameux axiome de Harvey et de Linné : *Omne vivum ab ovo*, tout ce qui vit naît d'un œuf, animaux et végétaux, parfaits et imparfaits, compliqués et simples, supérieurs et inférieurs, sans excepter les plantes cellulaires, ni les zoophytes, ni les entozoaires, ténias, ascarides, hydatides, etc.; et la théorie de la génération spontanée n'a pu se soutenir, de notre temps, contre les attaques énergiques et répétées de la raison logique, de l'observation et de l'expérience.

Il est également prouvé que les espèces d'*entozoaires* qui vivent dans l'homme sont différentes de celles qui s'alimentent de la substance interne des animaux : d'où l'on peut déduire que les entozoaires du corps humain naissent dans notre organisme et ne proviennent pas de nos aliments végétaux ou animaux.

Il est encore un autre fait que l'observation clinique enseigne et démontre, que fréquemment les fils, à des âges déterminés, ont des espèces de vers, tels que lombrics, ascarides, ténias et bothriocéphales identiques à celles qu'eurent leurs pères à pareil âge.

Il est certainement impossible de comprendre ces faits généraux, sans admettre la transmission héréditaire de père à fils des *germes* producteurs des *entozoaires* qui vivent, croissent, se reproduisent et se multiplient en d'autres animaux et dans l'homme, et se nourrissent de leurs humeurs et de leur substance organique.

sycosique, et plus fréquemment avec le dernier et quelqu'un des autres, ou avec les trois en même temps ;

2° Nous professons également le dogme scientifique de la doctrine hahnemannienne de l'*individualisation* des maladies naturelles de l'homme, ce qui veut dire que chaque maladie est absolument *individuelle* et distincte, dans son ensemble, de toutes les autres maladies analogues, qui varient selon les circonstances, comme les physionomies des hommes ; mais nous ajoutons, de notre propre opinion, que la même chose a exactement lieu dans les maladies artificielles, produites par l'action *pathogénétique* des médicaments ; de sorte que, s'il était nécessaire d'individualiser à l'extrême les maladies des hommes pour le bon choix et l'application des médicaments dans la thérapeutique individuelle, aucun des tableaux qui contiennent les symptômes et phénomènes *pathogénétiques* des substances médicinales obtenus par l'*expérimentation pure* ne pourrait suffire à remplir convenablement, *suivant l'axiome homœopathique,* les indications thérapeutiques ; parce que ces précieuses descriptions de pharmacologie expérimentale homœopathique sont des collections originales composées d'un nombre considérable d'affections *individuelles* produites artificiellement par les médicaments expérimentés sur des sujets différents, de divers âges, des deux sexes, de tempéraments idiosyncrasiques, de constitutions distinctes ; et il serait impossible qu'aucun de ces tableaux collectifs et abstraits s'adaptât à la maladie *individuelle* que l'on observe et qui doit être soumise au traitement thérapeutique, si pour cela il était indispensable de déterminer catégoriquement l'*individualité* de la maladie et l'*individualité* du médicament.

La *généralisation*, la *classification nosologique* des maladies est donc nécessaire et absolument indispensable, ainsi que la *généralisation* et la *classification pharmacologique* des médicaments, quant à leurs analogies et à leurs différences, jusqu'à arriver, autant que cela serait humainement possible, aux *variétés*, qui touchent aux *individualités*, sans arriver jamais, toutefois, à les atteindre; si la pathologie et la thérapeutique homœopathique doivent jamais acquérir la sûreté et la perfection scientifique nécessaires à l'exercice et à l'application de la médecine pratique.

L'erreur des *classifications nosologiques* et *pharmacologiques* de l'ancienne médecine ne consiste pas dans l'esprit de généralisation, de division et de subdivision, mais à avoir voulu fonder les classifications *sur la nature intime des maladies et de l'action des médicaments*, qui se dérobe et se dérobera toujours aux moyens bornés de l'investigation et de l'intelligence humaine.

Sans la *généralisation*, l'*abstraction* et la *classification*, on pourra recueillir, rassembler de riches collections ou des forêts de faits isolés et incohérents, renfermant les éléments dispersés d'une grande science, comme un dictionnaire de la langue contient tous les éléments d'un grand poëme; mais de semblables recueils de faits sans connexion ne constitueront jamais une science proprement dite, sans le lien philosophique qui réunisse les parties disjointes et éparses en un centre commun, en un tout méthodique et régulier, ayant le caractère d'unité indispensable à tout corps de doctrine, littéraire ou scientifique, dans l'ordre intellectuel, ainsi qu'à tous les corps matériels et concrets dans l'ordre de la nature

3° Nous entendons, enfin, que, comme genres ou comme espèces, quelle que soit la tendance de la doctrine homœopathique à *individualiser* les maladies, on conservera toujours les divisions génériques et collectives, connues et distinctes les unes des autres sous les noms d'apoplexies, de pneumonies, de catarrhes, de fièvres continues, gastriques, catarrhales, muqueuses, typhoïdes, intermittentes, de variole, rougeole, scarlatine, miliaire, herpès, lèpre, scrofule, phthisie, etc., etc.; également admises par le vulgaire et par les professeurs de l'art, et qui représentent, non des *individualités* morbides, mais des *collections génériques* de ces *individualités*, dans chacune desquelles les cas particuliers se ressemblent par beaucoup de leurs caractères principaux, leurs causes, leur marche, et probablement par leur nature intime, qui nous reste inconnue; mais ils se distinguent et se séparent, par d'autres caractères, des autres groupes de maladies, qui ont reçu d'autres noms depuis l'enfance de la médecine jusqu'à nos jours.

En somme: nous reconnaissons, croyons et professons tous les principes et dogmes fondamentaux, toutes les grandes vérités qui sont le *symbole de la foi scientifique* de l'école homœopathique pure et orthodoxe; depuis l'axiome SIMILIA SIMILIBUS CURANTUR, jusqu'à l'*individualité des maladies* et *la vertu* et *efficacité curative des plus hautes dilutions infinitésimales des médicaments*.

Mais notre devise est la liberté et l'indépendance des opinions dans tout le domaine des sciences humaines proprement dites ; nous ne suivons pas aveuglément et servilement les traces de nos maîtres et de nos devanciers ; nous ne renonçons jamais à notre propre jugement pour apprécier les faits et les doctrines des hommes ; nous n'avons pas sculpté le NEC PLUS ULTRA sur les colonnes posées par Hahnemann à la grande doctrine des *semblables* et de la thérapeutique *infinitésimale ;* et, enfin, nous arborons et maintenons, dans le vaste champ de l'homœopathie, le noble drapeau du progrès légitime, positif, vrai, logique, philosophique et scientifique de l'art médical.

JOAQUIN DE HYSERN.

Madrid, le 1er février 1868.

ANTÉCÉDENTS PRÉLIMINAIRES

I

DISSIDENCE DANS LA SOCIÉTÉ HOMŒOPATHIQUE DE FRANCE SUR LA RÉALITÉ DE L'ÉNERGIE DES DOSES INFINITÉSIMALES.

Avec le dessein noble, généreux et élevé de faire participer tous les médecins de bonne volonté aux grands avantages de la doctrine homœopathique, pour le traitement curatif des maladies qui affligent incessamment le genre humain, dans tous les temps et dans tous les lieux, l'honorable Société homœopathique de France a inscrit dans son règlement un article qui porte qu'elle « admet dans son sein tous les médecins qui, à un titre quelconque, considèrent l'homœopathie comme un progrès en médecine. »

« On ne devra pas s'étonner, dit avec raison *l'Art médical*, qu'avec cet esprit libéral, la société compte, parmi ses membres, des médecins qui n'emploient jamais, dans leur pratique, des doses infinitésimales ; puisqu'il suffit, pour en faire partie, d'admettre, soit la loi de similitude, soit la matière médicale expérimentale. » (Avril 1847.)

Usant de cette liberté complète, et sans embarras ni gêne d'aucune sorte, dans le vaste cercle de ces bases fondamentales des travaux et des discussions académiques, le docteur Curie, un des membres les plus éclairés et les plus laborieux de cette sage Société, souleva dans son sein la grave, délicate et transcendantale question, cent fois débattue et jamais résolue définitivement, de la convenance et de la nécessité de l'administration thérapeutique des médicaments à doses *massives* ou à doses *minimes et infinitésimales*, dans la pratique clinique de la médecine homœopathique ; développant plusieurs propositions hardies et à tous points de vue hasardées, que nous respectons, mais que nous n'admettons, ni ne pouvons ne pas combattre, tant sur le terrain de l'expérience, que dans le champ ouvert de la raison, de la logique, de la philosophie, et, enfin, de la théorie médicale légitime et véritable.

Ces propositions se résument dans les trois points suivants :

1° Il ne croit pas à l'action des doses infinitésimales, ou du moins il la met en doute ;

2° Nonobstant, il admet la supériorité des doses *infi-*

nitésimales dans les maladies, si on compare leurs résultats avec ceux qui s'obtiennent des actes perturbateurs de la médecine appelée allopathique, et même avec ceux des doses fortes des homœopathes dissidents, quand ils se trompent dans le choix du médicament ;

3° Ce ne sont pas les doses *infinitésimales* qui guérissent les maladies, mais la *nature*, qui ne rencontre pas d'obstacle et en rencontrera d'autant moins que le médicament sera plus nul.

De là grand bruit parmi les représentants enthousiastes et fanatiques de la presse allopathique de France, qui s'empressèrent de déclarer morte l'homœopathie et de célébrer ses funérailles, pour ne pas perdre la vieille coutume de l'enterrer de temps en temps, dans leurs fantastiques illusions, comme ils l'ont fait avec une constance opiniâtre et infatigable, digne, assurément, d'une meilleure cause, trente à quarante fois au moins à diverses époques de ce siècle. Mais l'homœopathie, comme le phénix de la fable, renaît de ses cendres ; parce que l'homœopathie est la vérité, dans la science et l'art de guérir, et la vérité est immortelle et éternelle.

C'était bien la peine, pour si peu de chose, de pousser tant de clameurs, de faire tant de fracas.

Parce que un ou plusieurs homœopathes, plus ou moins avancés dans leurs croyances et convictions, discutaient librement leurs propres opinions sur l'efficacité ou l'inertie des doses *infinitésimales*, y avait-il motif suffisant ou même prétexte plausible pour que les Castelnau se hâtassent de décréter *la fin de l'homœopathie et de ses services*, ou pour qu'un *docteur Simplice*, dans *l'Union médicale*, la proclamât, justifiant ainsi, sans y

penser, l'antique adage : « *Conveniunt rebus nomina
sæpe suis ?* »

II

RÉUNION D'UN CONGRÈS INTERNATIONAL HOMŒOPATHIQUE
A PARIS.

La question, cependant, considérée en elle-même et
dans ses applications au traitement curatif des maladies
par les principes et les lois certaines, sûres et invaria-
bles de la doctrine homœopathique, était trop intéressante pour que les médecins homœopathes consciencieux
la laissassent passer inaperçue et sans élever à son sujet
les débats que réclamait son importance.

C'est ainsi que, profitant de l'opportunité que leur
offrait l'Exposition universelle, les médecins homœopathes de Paris conçurent le projet de convoquer un
Congrès homœopathique international, et nommèrent
une commission composée des docteurs Jousset, Léon
Simon père, Frédault, Gonnard et Arnaud, laquelle
rédigea une circulaire de convocation conçue en ces
termes :

CONGRÈS HOMŒOPATHIQUE DE FRANCE

CIRCULAIRE DE CONVOCATION.

Paris, le 25 mars 1867.

Monsieur et très-honoré confrère,

Depuis longtemps, les médecins homœopathes français n'ont plus tenu de Congrès. Les médecins homœo-

pathes de Paris ont cru devoir provoquer une réunion de ce genre cette année, où l'Exposition universelle promet d'attirer dans la capitale un grand concours de médécins français et étrangers.

Plus que jamais, les disciples de la doctrine homœopathique doivent éprouver le besoin de se voir et de se concerter à l'égard des questions encore controversées au sein de l'école, afin d'amener, autant qu'il est humainement possible, l'unité de doctrine et de pratique parmi eux.

A cet effet, les soussignés, assemblés en *Commission préparatoire* et nommés dans ce but par leurs confrères, se sont occupés d'organiser la future session du Congrès, et ont l'honneur de vous transmettre le résultat de leurs délibérations.

1° Le Congrès projeté ouvrira sa session à Paris le 9 août prochain, à quatre heures du soir, et la clora le 14 du même mois, à moins que le Congrès lui-même veuille le prolonger au delà du terme indiqué.

2° La Commission préparatoire invite ceux qui adhèrent au Congrès de vouloir bien indiquer, à l'avance, les questions sur lesquelles ils voudraient fixer l'attention du Congrès. Mais afin que la discussion soit profitable, elle exprime le vœu que les questions proposées rentrent dans l'une des trois catégories suivantes :

1. Thérapeutique homœopathique ;
2. Matière médicale et posologie ;
3. Questions professionnelles.

Lorsque la Commission aura reçu des adhérents au Congrès le titre de chacune des questions proposées, elle en dressera le programme et le fera parvenir à chacun des adhérents.

3° Comme il importe que les discussions à intervenir aient tout le développement que comportent les questions proposées, la Commission a décidé que toute lecture ne devra pas dépasser la durée d'un quart d'heure à vingt minutes, invitant les auteurs des mémoires à réserver pour la discussion orale les développements que chaque sujet pourra comporter, développements qui seront textuellement publiés dans le compte rendu des travaux du Congrès.

4° En dehors des trois catégories de questions ci-dessus indiquées, la Commission préparatoire accueillera celles que chacun de nos confrères pourrait proposer.

Nous espérons, monsieur et honoré confrère, que vous éprouverez, comme nous, l'utilité d'une réunion solennelle, ayant pour objet les intérêts de la doctrine au triomphe de laquelle vous avez consacré vos efforts.

Veuillez agréer, monsieur et honoré confrère, l'expression de nos sentiments bien dévoués.

JOUSSET, LÉON SIMON père, FRÉDAULT,
GONNARD, ARNAUD.

III

LETTRE DU DOCTEUR D. JOAQUIN DE HYSERN, CONSEILLER ROYAL DE L'INSTRUCTION PUBLIQUE D'ESPAGNE, MEMBRE TITULAIRE DE LA SOCIÉTÉ DE BIENFAISANCE DU ROYAUME ET DIRECTEUR DE *la Réforme médicale*, A LA COMMISSION D'ORGANISATION DU CONGRÈS INTERNATIONAL D'HOMŒOPATHIE DE PARIS.

L'époque de la réunion du Congrès étant fixée au 9 du mois d'août prochain, et l'invitation ne nous étant parvenue que dans la dernière quinzaine de juillet, il ne nous fut pas possible d'assister en personne aux séances de la respectable assemblée, parce que le plus grand nombre des membres du Conseil royal de l'instruction publique, et entre autres les Présidents de la corporation et des sections étant absents, nous étions obligé, en qualité de membre le plus ancien, de remplir l'honorable devoir de présider la troisième section et le Conseil même; et que, d'ailleurs, le manque de temps ne nous permettait pas de terminer un travail académique large, grave et laborieux, que nous avions commencé, sur un des objets les plus intéressants de la science et de l'art médical, dans le dernier tiers de ce siècle : *les Épidémies régnantes de fièvres rémittentes, limnhémiques ou paludéennes*, qui, sourdement et sans bruit, continuent lentement les ravages du *choléra-morbus asiatique* en diverses et grandes étendues de pays.

Désireux toutefois de contribuer, pour notre part, à la tenue du Congrès et aux avantages et progrès que l'humanité et la science doivent nécessairement espérer de la réunion et du concours des médecins homœopathes, nombreux et éclairés, qui doivent s'y rendre de toutes les parties du monde, nous adressâmes à la Commission organisatrice la lettre suivante, accompagnée d'une somme que nous destinions, soit aux frais de la réunion et de ses séances, soit à tout autre objet scientifique ou de bienfaisance, qui, au jugement du Congrès, pourrait contribuer à la splendeur et aux progrès de l'homœopathie, ou au bien et au service de l'humanité.

Voici la lettre que nous adressâmes au docteur Jousset, président de la *Société homœopathique de France* et de la Commission d'organisation du *Congrès international homœopathique de Paris.*

A Messieurs les membres de la Commission d'organisation du Congrès homœopathique de Paris.

Messieurs et honorés confrères,

En vous exprimant mon affectueuse et complète adhésion à la réunion prochaine du Congrès homœopathique de Paris, je me considère, en tant que médecin homœopathe, comme obligé à m'excuser auprès de vous et à vous exprimer mes regrets de ne pouvoir assister en personne aux séances d'une si respectable assemblée, qui, à n'en pas douter, seront très-intéressantes pour la science et bienfaisantes pour l'humanité, et je vous prie de vouloir, en mon nom, en faire part au Congrès.

J'ai l'honneur, messieurs, d'être, depuis environ

vingt-quatre ans, membre titulaire du conseil royal de l'instruction publique d'Espagne; et étant conseiller doyen, par ancienneté, et ancien inspecteur général des universités du royaume, j'ai été nommé membre de la commission permanente du conseil durant l'été, jusqu'au retour des autres membres absents, en vacance, et MM. les présidents et Mgr l'évêque auxiliaire de Madrid, président de la première section, se trouvant actuellement absents, je dois présider les séances de ce haut corps consultatif, ce qui ne me permet pas de m'absenter pendant ce temps.

Comme témoignage de mon adhésion au Congrès et de mon zèle pour les progrès et la gloire de l'homœopathie, je vous prie, messieurs, de vouloir bien accueillir, avec mes sentiments les plus affectueux, la somme de 500 francs (en l'obligation ci-jointe) et de l'offrir en mon nom au Congrès, comme ma part contributive aux frais et dépenses que doivent occasionner l'installation et les séances de l'assemblée; et si cette somme n'était pas nécessaire pour acquitter ces dépenses, *j'autorise le Congrès à l'employer, soit à la création d'un prix, soit à tout autre objet qu'il jugera utile aux progrès de la doctrine homœopathique ou au service de l'humanité.*

Je profite de cette occasion, messieurs, pour vous faire savoir qu'à la prochaine ouverture des séances de notre Conseil royal d'instruction publique, je soumettrai au premier corps consultatif du gouvernement de S. M. C., en cette matière, des questions de la plus haute importance, pour la représentation officielle de l'homœopathie en Espagne. J'aurai l'honneur de vous faire connaître, quand il en sera temps, le résultat de la discussion de ces questions dans le Conseil et les résolutions prises par le gouvernement de S. M. C. à ce sujet.

Il me reste toutefois à vous dire qu'en vue de votre invitation j'avais commencé à rédiger un petit essai sur quelques épidémies régnantes de fièvres rémittentes, *limnhémiques* (λίμνη, bourbier, marais; αἷμα, sang), que je considère comme compliquées de miasmes cholériques, et que je propose de nommer *limnhémo-cholérides*, sur la pathologie et la thérapeutique desquelles je possède de nombreuses observations, dont quelques-unes nouvelles et qui me sont propres. Je désirais vous remettre ce petit travail pour le présenter au Congrès, mais ayant reçu votre convocation trop tard, il m'est impossible de terminer ma tâche avant la première réunion du 9 de ce mois.

Néanmoins, aussitôt que je le pourrai, je prendrai la liberté de vous adresser mon essai; et, en cas qu'il soit trop tard ou qu'il ne puisse être lu au Congrès, je vous prie de vouloir bien le présenter en mon nom à la Société homœopathique de France; parce que, entre autres points plus ou moins intéressants pour la science et surtout pour la doctrine homœopathique dans son application à la pratique, je me propose de discuter dans cet écrit la question délicate et un peu difficile à résoudre de l'*homœopathicité* parfaite et de la nécessité absolue de l'emploi de quelques médicaments *à doses pondérables et massives et jusqu'à de très-fortes doses*, dans le traitement de cas assez nombreux de ces affections *limnhémo-cholériques* malignes ou pernicieuses, qui, au fond, ne sont autre chose que de vrais empoisonnements miasmatiques ou autres d'égale nature.

Recevez, messieurs et honorés confrères, l'assurance de mon estime et de ma considération distinguée.

Le conseiller royal, ancien inspecteur général de
l'instruction publique d'Espagne, ancien profes—
seur de la Faculté de médecine de l'Université
centrale du royaume,
JOAQUIN DE HYSERN, D. M.

Madrid, le 4 août 1867.

Cette communication, dont il fut rendu compte, en temps opportun, à l'illustre assemblée, eut l'honneur d'être reçue avec applaudissement par les respectables membres qui la composaient, comme il est constaté dans les actes du Congrès publiés dans le *Bulletin de la Société homœopathique* de France. La somme qui l'accompagnait fut destinée, avec une autre analogue, adressée dans une autre lettre et pour un but semblable, par M. D. César Martin Somolinos, à former la première mise d'un fonds de bienfaisance qui sera employé à fonder un ou plusieurs établissements pour assister les malades des classes nécessiteuses et qui recevront le titre d'hôpitaux, asiles ou maisons de santé hahnemanniens (1).

Ces communications et les dons qui les accompagnaient eurent la bonne fortune de provoquer immédiatement d'autres nombreuses offrandes pour accomplir un si louable projet.

C'est à cet heureux événement que faisait allusion

---

(1) Des applaudissements accueillirent également la communication de M. Somolinos. (V. le n° 7, du 1er novembre 1867, du *Bulletin*, cité ci-dessus.)

l'honorable docteur Ozanam quand il disait, au banquet
qui suivit les séances du Congrès : « Enfin, nous devons
à MM. Hysern et Somolinos *la première pierre* de la
fondation hahnemannienne. »

IV

Plus tard, le Congrès international homœopathique et
la Société homœopathique de France ont honoré nos
communications des témoignages qu'a publiés *la Réforme médicale* dans son numéro du 30 novembre dernier, conçus en ces termes :

*A M. le docteur Joaquin de Hysern, conseiller royal de
l'instruction publique d'Espagne, médecin honoraire
de S. M. C., grand-croix des ordres royaux de
Charles III et d'Isabelle la Catholique, officier de
l'ordre impérial de la Légion d'honneur de France.*

SOCIÉTÉ MÉDICALE HOMŒOPATHIQUE DE FRANCE.
SECRÉTARIAT, 20 NOVEMBRE 1827.

Monsieur et très-honoré confrère,

J'ai tardé jusqu'à ce jour à vous remercier au nom

des membres du Congrès, dans l'espérance de pouvoir, en même temps, vous faire connaître le résultat des travaux de la Commission nommée pour remplir vos désirs, en déterminant l'emploi à faire de votre don.

Mais comme cette Commission n'a pu encore prendre de résolution, je viens remplir ce devoir en vous priant d'excuser le retard.

Le Congrès a apprécié, comme il le mérite, cet acte de munificence, et me charge de vous transmettre l'expression de sa reconnaissance.

Vous avez réalisé, par votre initiative, ce que tant d'autres ont promis ou proposé, promesses et propositions aussitôt oubliées que faites.

Comme l'impulsion d'un homme d'initiative est suffisante, nous voyons affluer les dons à notre caisse, ce qui nous permet de voir dans l'avenir la réalisation d'une pensée à laquelle vous avez, le premier, donné un corps.

Veuillez donc, monsieur et très-honoré collègue, agréer l'assurance de mes sentiments de haute estime et de profonde considération.

L. Molin.

Le Secrétaire général du Congrès homœopathique à
M. le docteur de Hysern.

SOCIÉTÉ MÉDICALE HOMŒOPATHIQUE DE FRANCE.

Monsieur et très-honoré confrère,

Permettez-moi de vous exprimer, au nom de la Société dont je suis le secrétaire, ses remercîments pour la bonne nouvelle que vous avez bien voulu lui communiquer de votre intention de lui adresser le travail que vous n'avez pu achever pour la réunion du Congrès.

Croyez que nous éprouverons toujours la plus grande satisfaction en comptant au nombre de nos collaborateurs une personne d'un mérite si éminent et d'une si haute position.

Nous avons reçu un numéro du journal que vous publiez, et nous ferons avec plaisir, si vous le voulez bien, l'échange avec notre *Bulletin*, ce qui nous permettra de nous tenir au courant de vos travaux.

Veuillez agréer, etc.

L. MOLIN.

Dernièrement, nous avons eu l'honneur et le plaisir de recevoir une lettre de notre respectable collègue dans le professorat, le docteur Imbert-Gourbeyre, professeur à l'école de médecine de Clermond-Ferrand et *président du Congrès international homœopathique*, conçue en ces termes :

Monsieur et très-honoré confrère,

J'ai lu avec le plus grand intérêt le numéro du 30 octobre de *la Réforme médicale*, que vous avez eu la bonté de m'adresser à Clermont-Ferrand.

Je regrette beaucoup que vous n'ayez pu venir au Congrès international homœopathique, que j'ai eu l'honneur de présider ; j'aurais eu la plus grande satisfaction de vous connaître personnellement. Mais l'Espagne, néanmoins, y était représentée par plusieurs de ses médecins les plus distingués, et vous-même vous vous êtes fait représenter par un don splendide, qui, parfaitement accueilli par le Congrès, a été le point de départ de la création du *fonds hahnemannien*, et se continue par de nombreuses souscriptions et dons volontaires.

Ce fonds s'accroîtra d'année en année, et, plus tard, quand il s'élèvera à une somme suffisante, il pourra être employé, non-seulement à fonder d'importants établissements de consultations publiques, mais même un hôpital.

Le président du Congrès vous offre ses remercîments personnels, et vous prie en même temps de vouloir bien accepter l'hommage d'une de ses œuvres (1).

Je me félicite d'avoir cette occasion de vous prier d'agréer l'assurance de ma haute considération et de ma bonne confraternité.

A. Imbert-Gourbeyre.

Nice, le 26 novembre 1867.

Lettre du docteur L. Molin à M. D. César Martin Somolinos.

Honoré collègue,

Les membres qui composaient, cette année, le Congrès de Paris m'ont conféré la mission de vous exprimer leur gratitude pour le don que vous avez bien voulu faire.

Suivant vos désirs, cette somme sera jointe à d'au-

---

(1) Le titre de cette œuvre est : *Lectures publiques sur l'homœopathie, faites au palais des Facultés de Clermont-Ferrand.*

tres, destinées à être utilisées au profit de la doctrine que nous suivons tous.

Dans le même cas que vous se trouve un des professeurs les plus illustres et les plus justement renommés de votre pays, le docteur de Hysern.

Vous avez posé les premiers fondements de notre souscription nationale.

Je profite avec plaisir de cette occasion de me dire

Votre affectionné et s. s.,

L. Molin.

Ceux qui connaissent nos habitudes et nos principes, comprendront facilement que nous aurons pris les qualifications distinguées, que ces lettres accordent à notre faible mérite, dans leur vrai sens et valeur, c'est-à-dire comme de bienveillantes expressions de bonne éducation et de courtoisie, et comme des marques de considération et de respect non-seulement pour notre personne, mais aussi pour le *professorat public espagnol*, carrière honorable dans laquelle nous sommes entré il y a trente-neuf ans, par la voie légale du concours, que nous avons suivie sans interruption, montant successivement par tous les grades et catégories, depuis celle d'aide de professeur et de professeur surnuméraire, jusqu'à celui de professeur titulaire et d'inspecteur général de l'instruction publique; enfin, comme manifestations de considération et de sympathie envers le pays qui nous a élevé aux corps consultatifs de l'État, qui représentent la bienfaisance et l'instruction publique. Si nous avons consenti que la rédaction du journal de l'Académie homœopathique espagnole ne supprimât pas ces témoignages de la politesse de nos respectables confrères étrangers, et si nous les reproduisons en ce lieu, c'est afin de ne pas altérer l'exactitude et de ne pas manquer à la fidélité de la traduction de documents qui nous flattent plus par leur origine et leurs nobles intentions, que par leurs expressions élogieuses; et aussi avec le dessein arrêté de répondre ainsi et dans les termes qui conviennent à nos antécédents, à notre dignité et au respect que nous nous devons, aux phrases imprudentes et agressives que nous adresse, dans son numéro du 25 novembre dernier, le *Criterio médico*, journal qui, dit-on, est écrit depuis longtemps sous l'inspiration de M. Nuñez et de son ancien disciple, ami et compagnon, M. Pellicer.

V

JUGEMENT DÉFINITIF ET SANS APPEL DU LICENCIÉ EN MÉDECINE D. THOMAS PELLICER, TOUCHANT L'EMPLOI DES DOSES MASSIVES DES MÉDICAMENTS, DANS LA PRATIQUE DE LA THÉRAPEUTIQUE HOMŒOPATHIQUE, ET OBSERVATIONS SUR CES OPINIONS ET APPRÉCIATIONS SCIENTIFIQUES, PAR LE DOCTEUR EN MÉDECINE ET EN CHIRURGIE D. JOAQUIN DE HYSERN. — ORIGINE ET POINT DE DÉPART DE CETTE POLÉMIQUE.

Après la clôture du Congrès international homœopathique de Paris, où fut discutée amplement, et avec des succès divers, la grande question palpitante de l'usage et de l'appropriation des doses *massives* et des doses *infinitésimales* des médicaments dans la thérapeutique homœopathique, le licencié D. Thomas Pellicer, qui

avait assisté aux débats de la respectable assemblée, remit à la rédaction de *la Réforme médicale*, que nous
avons l'honneur de diriger, une relation sommaire des
faits les plus notables qui s'étaient produits dans ce
Congrès, et qu'il avait déjà publiée dans le *Criterio médico* ; et, en rapportant les doutes du docteur Curie touchant l'action et l'efficacité des doses *infinitésimales*,
M. Pellicer, conséquent avec les principes que professe
la Société hahnemannienne de Madrid, dont il fait partie, émet deux assertions, que nous considérons comme
exagérées et sans fondement suffisant, en sens diamétra-
lement opposé à celui des opinions émises et défendues
par le docteur Curie.

L'auteur de l'article expose, dans la première, que
les doses *infinitésimales* (c'est-à-dire leur action, leur
énergie), outre qu'elles forment une loi de la thérapeutique, sont, avant tout, un des principaux fondements
de l'homœopathie.

M. Pellicer dit, dans la seconde :

« Ceux qui acceptent la loi des semblables, et qui,
nonobstant, administrent les médicaments à doses *massives*, parce qu'ils ne croient pas aux autres principes
fondamentaux de l'homœopathie ou ne les comprennent
pas, font une médecine neutre. Comme certains acteurs
dramatiques, ils ont besoin d'auteurs qui écrivent pour
eux des œuvres réglées sur la portée de leurs talents,
parce que jamais ils n'interpréteront que ce qui est écrit
pour eux. » (Voy. *Réforme médicale*, 30 septembre.)

Comme nous sommes de ceux qui admettent (de
bonne foi et par la conviction intime et indélébile
qu'ont imprimée dans notre esprit, tant les faits et l'ex-

périence, que la raison et la philosophie de toute l'école homœopathique, et notre expérience et notre raison propre), la réalité et l'*effectivité* de l'action et de l'énergie des doses et dilutions *infinitésimales*, depuis les basses triturations et dilutions, jusqu'aux plus hautes et presque fabuleuses *dynamisations* homœopathiques, nous disons et affirmons, et professons nonobstant, que les doses *infinitésimales* ne suffisent point, dans la pratique rigoureuse, intelligente et exacte de la médecine homœopathique pour triompher de certaines maladies très-graves et très-urgentes, qui réclament, qui exigent impérieusement la prompte et énergique administration de leurs médicaments indiqués, mais à doses *masives, hautes, fortes et grandes*.—Comme M. Pellicer connaît de longue date notre opinion et notre pratique en matière si délicate et si grave, et de si haute importance; enfin, comme les opinions extrêmes et exclusives des médecins homœopathes, tant pour que contre les doses et dilutions *infinitésimales*, sont et ont été en tout temps, non-seulement un grave conflit, dans des moments d'urgence et de péril, mais un grave préjudice pour l'humanité souffrante, un empêchement, un obstacle permanent au perfectionnement, au progrès et à l'affermissement de la doctrine médicale homœopathique; nous crûmes de notre devoir, comme directeur de *la Réforme médicale*, de rectifier les opinions exprimées dans cet article, que nous croyons et persistons à croire exagérées et fausses.

A cette fin, nous publiâmes, à la suite de l'article, les deux notes que nous reproduisons ici.

La première est ainsi conçue:

« La réalité, la vérité de l'action nosogénique et thérapeutique des doses *infinitésimales* des médicaments,
depuis les basses jusqu'aux plus hautes dilutions, est
un fait incontestable, pour tout homœopathe observateur et de bonne foi ; et quoique ce fait soit secondaire
et de moindre étendue et importance, relativement à la
base essentielle et fondamentale de l'homœopathie, qui
est et sera toujours le principe *similia similibus curantur*, nous l'admettons cependant parmi les dogmes
et principes fondamentaux de notre doctrine. Mais d'admettre et proclamer ce fait général d'observation et
d'expérience constante et incontestable, à vouloir établir,
comme loi fondamentale de la thérapeutique homœopathique, la nécessité absolue et inconditionnelle d'administrer, toujours et dans tous les cas et dans toutes les circonstances, les médicaments atténués jusqu'à la dilution
infinitésimale, il y a une immense distance, que ne per-
mettent de franchir ni la logique ni l'expérience clinique. »

La seconde, placée à la suite du dernier paragraphe
que nous avons transcrit, dit :

« Si ce paragraphe de M. Pellicer était plus explicite
et précis, s'adressant seulement à ceux qui, acceptant
la loi des semblables, ne croient qu'à l'action nosogénique et thérapeutique des médicaments à doses *massives*, et, dans tous les cas et circonstances, administrent
les substances médicinales à ces doses, nous n'aurions
rien à répliquer. Nous n'appelons pas vrai médecin
homœopathe, homœopathe pur et orthodoxe, quiconque
n'admet pas l'action morbifique et curative des dilutions *infinitésimales*, démontrée jusqu'à l'évidence et

là satiété par une infinité d'observations et d'expérimentations de notre école, ni celui qui n'emploie, dans
sa thérapeutique, que les doses *massives* de médicaments. Mais M. Pellicer et la Société hahnemannienne
de Madrid ne se contentent pas de cela ; l'un et l'autre
poussent l'exagération jusqu'à l'extrême, comprenant
dans l'anathème général, comme il appert du sens pur
du paragraphe que nous critiquons, tous ceux qui,
selon l'état des malades et les circonstances des maladies, administrent les médicaments à doses *massives*,
obéissant à leur conscience de médecin et mettant le salut de leurs malades au-dessus d'un exclusivisme systématique, exagéré et ridicule.

« C'est là une erreur grave de M. Pellicer et de la Société hahnemannienne de Madrid, que nous ne pouvons
laisser passer inaperçue et sans le correctif nécessaire.

« Il n'est pas certain, il n'est pas exact que, comme
le prétendent ces messieurs, une loi, ni un dogme, ni
un principe, ni, au moins, un précepte fondamental de
la doctrine homœopathique en général, ni de celle de
Hahnemann en particulier, imposent la nécessité absolue
d'administrer toujours, et dans tous les cas et circonstances des maladies et des malades, les médicaments
atténués à doses et dilutions infinitésimales. C'est une
règle générale applicable à la majorité des maladies
aiguës et chroniques et plus spécialement aux dernières ;
mais ce n'est point une règle absolue et qui puisse être
érigée en principe universel, en loi générale de la doctrine. Ceux qui établissent cette prétendue loi homœopathique sont plus exclusifs que le fondateur de l'homœopathie.

« Ce grand homme, ce génie de l'âge présent, fut le véritable auteur de la découverte de l'action des atténuations *infinitésimales*, que nul n'avait soupçonnée avant lui. Cette propriété dynamique des médicaments découverte, il conseilla, comme règle générale, de les employer dilués et à très-petites doses. Mais il n'eut garde d'ériger en loi cette recommandation générique, ni d'établir comme un précepte d'employer toujours, et dans tous les cas, les médicaments *infinitésimaux*. L'administration de ces atténuations dans la grande majorité des cas de maladies et les admirables guérisons qu'elles produisent sont comme la beauté idéale de l'homœopathie : la nécessité absolue de faire usage, dans tous les cas et en toutes circonstances des médicaments infinitésimaux, en serait l'exagération ridicule, la caricature.

« Qu'on lise avec soin et attention les 294 *canons* de l'*Organon de l'art de guérir* de Hahnemann, et nulle part on ne trouvera catégoriquement formulée cette loi, cette règle, ce prétendu principe fondamental d'administrer, dans toutes les maladies, les médicaments dilués à doses *infinitésimales*. Bien plus, si l'on considère les nombreuses guérisons homœopathiques, dues au hasard, que l'immortel fondateur de l'homœopathie rapporte pour prouver qu'en tout temps, pour obtenir de *vraies guérisons, douces, promptes, certaines et durables*, on a dû employer, dans chaque cas spécial de maladie, *un médicament capable de produire par lui-même une affection semblable à celle qu'il doit guérir*, on verra manifestement que les guérisons que Hahnemann présente comme témoignage de la valeur de sa doctrine et de l'efficacité de ses préceptes thérapeutiques, furent obtenues par des doses *massives* et non par des atténuations *infinitésimales*, en tous ces temps, ignorées et complétement méconnues.

« Nous pourrions encore ajouter d'autres preuves, en faveur de nos assertions, tirées des œuvres de Hahnemann, si la brièveté du temps ne nous forçait à nous borner en ce point.

« Qu'il reste donc établi que, pour être homœopathe pur et orthodoxe et vrai disciple du grand Hahnemann, il n'est point nécessaire de professer l'*exclusivisme* systématique de l'administration des atténuations *infinitésimales*, dans tous les cas de maladie, mais de reconnaître comme démontrée l'action réelle et effective, nosogénique et thérapeutique, des médicaments à dilutions *infinitésimales* et de l'employer dans tous les cas et circonstances où le dynamisme des maladies l'exige, sans renoncer, dans d'autres cas distincts et dans des maladies très-graves, urgentes, quand l'expérience démontre la nécessité de matérialiser les moyens thérapeutiques, à l'administration des médicaments à doses *massives, hautes, fortes, grandes*, et d'une énergie proportionnée à la force du mal ou de ses causes matérielles, comme il arrive pour les empoisonnements ou autres circonstances analogues. »

Dans une lettre que nous adressâmes au président de la Société homœopathique de France et aux membres de la commission du Congrès homœopathique de Paris et que nous publierons dans *la Réforme*, nous disions entre autres choses : « J'avais commencé d'écrire un essai sur quelques épidémies de fièvres rémittentes que je propose d'appeler *limnhémocholérides*, sur la pathologie et la thérapeutique desquelles j'ai fait de nombreuses observations, dont quelques-unes sont neuves et m'appartiennent personnellement. » Et plus loin : « Entre autres objets, plus ou moins intéressants pour la science, et surtout pour la doctrine homœopathique, dans son application à la pratique, je me propose de traiter dans cet essai la question délicate et un peu difficile à résoudre de l'*homœopathicité* parfaite et de la nécessité absolue d'administrer quelques médicaments à doses pondérables ou *massives* et jusqu'à doses très-fortes, dans le traitement d'assez nombreux cas malins ou pernicieux de ces maladies *limnhémocholérides*, qui ne sont, au fond, autre chose que de vrais empoisonnements miasmatiques, paludiques ou autres de même nature. »

Enfin, dans l'introduction de cet essai, nous établissons la proposition, que nous démontrerons par des faits et observations nombreux : que les maladies *limnhémiques*, dont nous traitons, sont la preuve la plus claire, évidente et palpable de deux faits opposés, mais non contradictoires, à savoir :

1° L'action thérapeutique, curative, efficace, énergique, sûre et radicale des médicaments à doses et dilutions *infinitésimales*, dans la grande majorité de ces maladies, tant dans la marche aiguë que, et surtout, dans la chronique ;

2° La nécessité absolue, péremptoire, urgente et sans appel de l'administration prompte et immédiate des médicaments indiqués, à doses *pondérables, massives*, parfois *très-grandes, fortes et énergiques*, dans certains cas de ces fièvres, quand elles sont malignes ou pernicieuses, cas où le médicament est parfaitement homœopathique, tant par sa nature et son caractère, que par sa préparation et ses grandes doses.

Nous ne doutions pas que M. Pellicer répliquerait à nos notes : et, en effet, à la date du 26 octobre suivant, il nous remit sa réponse, que nous n'eûmes pas le temps de publier dans le numéro immédiat de *la Réforme médicale*, avec la réplique que réclamait l'intérêt et l'importance scientifique et artistique du débat. Nous nous bornions, dès lors, à insérer, comme simples préparatifs préliminaires de la polémique proprement dite, les paragraphes que nous allons reproduire en ce lieu de notre tâche.

Ils sont ainsi conçus :

« Pour que l'on comprenne la haute importance de réduire à ses justes limites, dans l'état présent de la science, les préceptes thérapeutiques sur l'administration des médicaments à doses *infinitésimales*, dans la pratique générale de la médecine homœopathique, nous mettrons sous les yeux de nos lecteurs la coïncidence aussi remarquable qu'imprévue de notre doctrine sur l'*homœopathicité* parfaite des hautes doses *massives*, dans le traitement de certaines fièvres pernicieuses, avec les doctrines débattues et adoptées par le Congrès homœopathique international de Paris, et dans les mêmes jours et dans le même temps par l'Association centrale des médecins homœopathes allemands à Leipzig.

« La commission nommée par l'organisation du Congrès homœopathique international invita, en temps opportun, les homœopathes de tous les pays, et, dans son invitation, on ne lisait que les avis suivants :

« Les médecins homœopathes de Paris, réunis en
« assemblée préparatoire, ont décidé :

« 1° Que le Congrès sera public exclusivement pour
« les médecins, pharmaciens et étudiants en médecine
« ou en pharmacie ;

« 2° Que les questions à traiter seront exclusivement
« de thérapeutique ou d'intérêt professionnel ;

« 3° Que, pour faciliter la discussion, il ne sera
« accordé qu'un quart d'heure environ pour l'exposition
« des questions ;

« 4° Que le prix de la souscription est fixé à 20 francs. »

« De ces résolutions générales, on ne peut rien infé-
rer, touchant la question concrète de l'orthodoxie homœopathique des doses *massives* et des doses *infinitésimales.*

« Voici, cependant, ce que nous lûmes touchant ces
points intéressants de doctrine dans le dernier numéro
de *l'Art médical.*

ASSOCIATION DES HOMŒOPATHES ALLEMANDS A LEIPZIG ; LEUR PROFESSION DE FOI.

« L'Association centrale des homœopathes allemands
a tenu sa résidence annuelle à Leipzig les 9 et 10 août.
En même temps que s'ouvrait à Paris le Congrès international homœopathique, nos frères d'outre-Rhin en-
voyaient aux membres du Congrès un salut amical et
sympathique, télégramme gracieux qui a été reçu du
meilleur accueil et a eu un grand succès.

« Par une coïncidence remarquable, pendant que le
Congrès, par l'organe de son président, faisait sa pro-

fession de foi sur les grandes vérités hahnemanniennes, la Société allemande formulait ces mêmes vérités, dans les quatre articles suivants :

« 1° La loi de similitude est la base fondamentale de l'homœopathie ;

« 2° L'expérimentation pure est la nécessité, la question vitale de l'homœopathie ;

« 3° L'unité du médicament est absolument nécessaire ;

« 4° Tout homœopathe est libre de suivre l'échelle des doses dans tous ses degrés.

« Il y a donc unité de foi scientifique en France comme en Allemagne. A Paris comme à Leipzig, le même symbole a été spontanément formulé. Les *quatre articles* de Leipzig ont eu, sous une autre forme, l'adhésion unanime du Congrès de Paris. Tout en affirmant la réalité d'action des doses infinitésimales, la plus grande liberté pratique a été proclamée sur la question posologique. On peut donc rester homœopathe, tout en restant sur le terrain des doses massives, au bas de l'échelle médicamenteuse : c'est là la voie de conciliation qui est ouverte à tous les allopathes de bonne volonté. Que s'ils repoussent l'homœopathie sur le terrain des doses infinitésimales, que ne l'acceptent-ils sur le terrain des doses traditionnelles ? Au lieu de faire une guerre ignorante à l'homœopathie, pourquoi ne pas l'étudier dans sa loi fondamentale, dans son expérimentation pure, dans l'unité de médicament, sans se préoccuper des doses hahnemanniennes ? Le jour où tout allopathe s'occupera de thérapeutique à ce triple point de vue, il arrivera bientôt à la vérité intégrale, et force lui sera bien de ne pas toujours rester au bas de l'échelle.

« Pour constater encore mieux l'harmonie de vues et de doctrine qui a existé, presque à la même heure, entre les homœopathes réunis au Congrès international et la Société allemande de Leipzig, qu'il nous soit permis de rappeler le discours par lequel le docteur Imbert-Gourbeyre a clos le Congrès, en sa qualité de président, et dans lequel il a proclamé le dogme scientifique des doses infinitésimales, au milieu de l'assentiment général. »

A. M. (1)

D'où l'on voit que, dans le même temps et dans les mêmes jours, le soussigné s'occupait à démontrer à ses confrères que, *en règle générale, les médicaments homœopathiques doivent être administrés, dans la grande majorité des maladies à doses infinitésimales ; mais que dans certaines circonstances déterminées d'autres affections très-graves et d'un danger imminent, non-seulement on peut, mais on doit administrer promptement, sans hésiter et avec résolution, des médicaments spécifiques à doses* MASSIVES *et même à doses* HAUTES, FORTES, *proportionnées à l'urgence du cas que l'on a sous les yeux,* et cela sans manquer à la plus stricte observation de la doctrine médicale homœopathique, sans renier cette doctrine, comme prétendent les allopathes ignorants qui la méconnaissent, et les homœopathes exagérés qui ne la comprennent pas dans toute son étendue et ne se sont pas péné-

____

(1) V. *Art médical*, oct. bre 1867, p 300-302.

trés de son véritable esprit; et le Congrès homœopathique international de Paris et l'Association des homœopathes allemands réunis à Leipsick attaquaient franchement et ouvertement la même question, sous d'autres formes, et convenaient que si les doses *infinitésimales* sont partie intégrante de la doctrine homœopathique, elles ne la constituent pas essentiellement, et que l'on peut être homœopathe et administrer des doses *massives*, des doses *fortes de médicaments pondérables*, du moins en des cas et des circonstances déterminés. Puisse cette circonstance fortuite, cette inspiration simultanée et en quelque sorte instinctive, entre ceux qui professent l'homœopathie, dans des pays si divers, faire comprendre à nos compagnons d'école et de doctrine que le temps est venu de modérer leur exagération exclusive, pour les homœopathes *ultra-hahnemanniens*, qui croient qu'il n'y a point de salut pour un vrai homœopathe croyant hors du symbole des doses *infinitésimales ;* et que si nous errons, nous, en distinguant l'exception de la règle générale, en étendant l'orthodoxie homœopathique aux doses *massives et même aux hautes doses médicinales*, dans des cas déterminés, comme paraissent le croire M. Pellicer et ceux qui partagent son opinion, nous errons en si bonne compagnie, que nous ne saurions démériter assurément du digne ancien vice-président de la Société hahnemannienne de Madrid, de la Société elle-même, ni de son organe officiel, *le Criterium médical*.

« Madrid, le 29 octobre 1867. »

« Notre honorable confrère, **M. D.** Thomas Pellicer, nous a remis, le 26 de ce mois, l'article publié par lui dans *le Criterium médical*, en réponse aux notes dont nous avions fait suivre sa relation du Congrès homœopathique tenu dernièrement à Paris. Le défaut de temps ne nous permet pas de l'insérer dans ce numéro, accompagné des réflexions qu'exigent de notre part les arguments de l'auteur. Nous publierons cette réponse dans le numéro prochain, tâchant de rendre notre réplique aussi complète que possible, pour éclaircir des questions si graves et de si haute importance pour les plus chers intérêts de la science et de l'humanité, qui, comme médecins, comme professeurs, comme écrivains publics, aux uns et aux autres, allopathes et homœopathes, nous sont confiés.

« En attendant, nous dirons à nos lecteurs et à tous les homœopathes, nos respectables compagnons de croyance et d'école, qu'ils suspendent leur jugement sur ces débats et sur le résultat qu'ils pourront obtenir dans l'opinion publique : que nous n'avons pas oublié les passages de l'*Organon* de Hahnemann que nous cite M. Pellicer, et que, dans notre réplique, nous en ajouterons d'autres encore plus exagérés du même livre, en faveur des dynamisations infinitésimales des médicaments ; parce que nous sommes convaincus de pouvoir prouver par des faits positifs, que ces louanges et ces recommandations enthousiastes de l'illustre auteur de l'immortelle découverte de l'action médicinale des doses infinitésimales, louanges et recommandations si naturelles à qui découvre une vérité aussi colossale que l'immensité même de la divisibilité dynamique de la matière préparée homœopathiquement, ne détruisent pas, ne peuvent pas détruire la loi, la règle, le précepte, établi par lui-même dans le même livre, et mis en pratique, par lui, dans le traitement de très-graves maladies.

« Nous discuterons donc, comme dit fort à propos dans son écrit M. Pellicer, et nous saurons ainsi le fond des opinions de chacun.

« Le directeur de *la Réforme médicale,*

« JOAQUIN DE HYSERN. »

« Madrid, le 29 octobre 1867. »

Nous remplîmes notre promesse en publiant, et sans interruption, dans les premiers numéros de *la Réforme médicale* qui suivirent, la réponse de M. Pellicer, et notre réplique à ses affirmations et réflexions, ce qui constitue la suivante

POLÉMIQUE

PREMIÈRE PARTIE.

Réponse du licencié en médecine D. Thomas Pellicer à nos observations sur la relation du congrès médical homœopathique de Paris.

En publiant, dans les colonnes de *la Réforme médicale,* l'article de M. Pellicer, ayant pour but de réfuter les notes critiques de notre numéro du 30 septembre dernier, nous disions :

Nous publions, aujourd'hui, dans notre journal, l'article que M. Pellicer nous remit à cet effet, dans les derniers jours d'octobre dernier ; autant pour accomplir pour notre part notre promesse et ce que prescrivent les lois de la courtoisie etdes bons rapports, surtout entre personnes qui professent une même doctrine médicale, que pour éclaircir, par notre réplique, comme nous le devons et autant que nous le pourrons, par notre logique et notre philosophie médicale, les doutes et les obscurités que la contexture littérale et diverses phrases de l'article de M. Pellicer peuvent avoir laissés dans l'esprit des lecteurs, relativement à notre humble personne et aux opinions que, comme homœopathe, nous professons et croyons parfaitement orthodoxes, au point de vue de la doctrine homœopathique véritable et sans exagération ; opinions que professe aujourd'hui en tous lieux la grande majorité des médecins homœopathes ; surtout ceux qui, comme nous, ne croient pas servilement que l'immortel fondateur de la doctrine a posé les colonnes d'Hercule à tout progrès scientifique et qu'il n'a pas laissé ouvertes de larges voies à de nouveaux progrès de la plus haute portée, au travail et au talent des âges à venir, des générations futures.

Voici l'article de M. Pellicer :

Monsieur le Directeur et Messieurs les Rédacteurs de la Réforme médicale.

Messieurs et honorés collègues,

En voyant insérée, dans le journal que vous publiez (numéro du 30 septembre dernier), la relation du Congrès homœopathique de Paris, que je vous avais remise et que j'avais eu l'honneur d'adresser au *Criterium médical*, je dois considérer comme me concernant spécialement les notes dont a bien voulu la faire suivre M. le docteur D. Joaquim de Hysern et faire précéder ma réponse d'un éclaircissement important.

Cet éclaircissement consiste en ce que, n'appartenant pas, comme le suppose à tort le docteur Hysern, à la rédaction du *Criterium*, depuis quelque temps, je n'ai, ni n'ai eu à m'occuper du toast d'Ozanam ; et, en outre, que la Société hahnemannienne, à laquelle je m'honore d'appartenir, n'est en aucune façon solidaire de ce que j'ai dit dans ma revue, dont je suis seul responsable.

Cette erreur, dans laquelle est tombé le docteur Hysern, étant dissipée, voyons si nous réussirons également au sujet des phrases de ma revue qui ont été formellement censurées par lui.

« Ceux qui acceptent, disais-je, la loi des semblables et qui, nonobstant, administrent les médicaments à doses massives, parce qu'ils n'acceptent pas ou ne comprennent pas les autres principes fondamentaux de l'homœopathie, font une médecine neutre. »

« Si ce paragraphe, dit le docteur Hysern, était plus explicite et précis, s'adressant seulement à ceux qui, acceptant la loi des semblables, ne croient qu'à l'action nosogénique et thérapeutique des médicaments à doses massives, et, en tous les cas, en toutes les circonstances. administrent les substances médicinales à ces doses, nous n'aurions rien à répliquer, etc., etc. »

Je regrette, en vérité, que le docteur Hysern se soit cru désigné dans un travail qui ne s'adresse ni à sa personne, ni à la manière dont il exerce l'homœopathie. De quelques paroles explicites de mon écrit, il semble que l'on devrait comprendre que, en produisant mon affirmation, je le faisais avec la conviction qu'elle n'atteignait aucun homœopathe espagnol. Tout cela se déduit sans effort de mon écrit ; on voit donc que le docteur Hysern désirait exposer ses opinions sur ce sujet, et l'occasion lui a paru propice, en donnant à mes paroles un sens qu'elles n'ont réellement pas.

Soit, donc ; à la bonne heure ! Discutons et nous saurons ainsi le fond des opinions de chacun.

Le docteur Hysern se déclare homœopathe hahnemannien, orthodoxe et très-ferme croyant à l'action morbifique et curative des doses infinitésimales ; mais il demande que l'on admette, comme pratique courante et conforme aux vrais principes homœopathiques, l'administration des médicaments à doses *massives, hautes, fortes* et *grandes*, dans les cas où l'exigent la forme de la maladie ou ses *causes matérielles*, ou dans les affections *très-graves, urgentes*, quand l'expérience démontre la nécessité de matérialiser les moyens thérapeutiques. Le docteur Hysern prétend trouver la preuve de ses opinions dans les œuvres mêmes de Hahnemann ; disant que les nombreuses guérisons homœopathiques dues au hasard, que le fondateur de l'homœopathie rapporte dans l'*Organon*, furent obtenues par des doses massives et non par des atténuations infinitésimales. Et il ajoute, à l'appui de ses assertions, qu'en aucun des 294 *canons* de l'*Organon*, ni dans aucune de leurs parties, ne se trouve formulée la loi, la règle, ni quoi que ce soit qui prescrive l'usage, dans toutes les maladies, des médicaments dynamisés.

Voilà ce qu'a dit le docteur Hysern, en s'étayant de la doctrine de Hahnemann, pour s'autoriser à nous qualifier, la Société hahnemannienne et mon humble personne, d'exagérés, exclusifs et systématiques, comme si, par hasard, dans les phrases qu'il attaque, il avait lu notre profession de foi médicale.

Nous ne rendrons pas au docteur Hysern offense pour offense, chose peu convenable à des hommes sérieux et droits, qui n'ont qu'un désir, celui de trouver la vérité, en discutant loyalement et noblement; mais nous le renverrons à ce même livre qu'il nous cite, pour qu'il relise ces guérisons rapportées par Hahnemann et ces 294 *canons* de son *Organon*, pour voir si, en tout cela, il ne rencontrerait pas quelque chose qui le fît rectifier le jugement défavorable qu'il s'est cru autorisé à porter.

Il est vrai que Hahnemann rapporte ces guérisons homœopathiques dues au hasard et obtenues par des médicaments administrés tantôt comme le fait la médecine ordinaire, tantôt à *petites doses*, et parfois dans des *recettes composées;* mais craignant que ces guérisons, citées là uniquement pour faire voir que les médicaments auxquels elles étaient dues produisaient, sur l'homme sain, des effets semblables, ne pussent être mal interprétées par les adeptes et les induire à des erreurs préjudiciables à la doctrine, ils les fit précéder de l'avertissement suivant :

« Si, dans les cas dont le récit va être fait, les doses des médicaments ont dépassé celles que prescrit la médecine homœopathique, il a dû s'en suivre tout naturellement le danger qu'entraînent en général les hautes doses d'agents homœopathiques. Cependant, diverses causes qu'on ne peut pas toujours découvrir, font qu'il arrive assez souvent à des doses, même très-considérables, de remèdes homœopathiques, de procurer la guérison, sans causer de préjudice notable, soit que la substance végétale ait perdu de son énergie, soit qu'il survienne des évacuations abondantes, ayant pour résultat de détruire la plus grande partie de l'effet du remède, soit enfin que l'estomac ait reçu en même temps d'autres substances capables de contre-balancer la force des doses par l'action antidotique qu'elles exercent. »

Dans la note 2, qu'il consacre à ces mêmes guérisons, Hahnemann dit aussi :

« S'il est arrivé souvent à la belladone d'échouer dans la rage déclarée, on ne doit pas perdre de vue qu'elle ne peut guérir ici que par la faculté de produire des effets semblables à ceux de la maladie, et que, par conséquent, on n'aurait dû l'administrer qu'aux plus petites doses possibles, comme tous les remèdes homœopathiques, ce qui sera démontré dans l'*Organon*. Mais, la plupart du temps, on l'a donnée à des doses énormes, de façon que les malades se voyaient nécessairement mourir, non de la maladie, mais du remède. »

Le fondateur de l'homœopathie n'est pas moins explicite dans quelques-uns de ces 294 *canons*, dans lesquels M. Hysern ne trouve rien qui détruise ses affirmations.

On lit dans le 275ᵉ :

« L'appropriation d'un médicament à un cas donné de maladie ne se fonde pas seulement sur son caractère parfaitement homœopathique, mais encore sur l'exiguïté de la dose à laquelle on l'administre. Si l'on administre une dose trop forte d'un remède, même tout à fait homœopathique, elle nuira infailliblement au malade, quoique la substance médicinale soit salutaire de sa nature; car l'impression qui en résulte est trop forte et d'autant plus vivement sentie, qu'en vertu de son caractère homœopathique, le remède agit précisément sur les parties de l'organisme qui déjà ont le plus ressenti les atteintes de la maladie naturelle.

« 276. C'est pour cette raison qu'un médicament, même homœopathique, devient toujours nuisible, quand on le donne à trop haute dose, et nuit d'autant plus que la dose est plus forte. Mais l'élévation de la dose elle-même porte d'autant plus préjudice au malade que le remède est plus homœopathique et que sa puissance dynamique a été plus développée; et une forte dose d'un médicament semblable fera plus de mal qu'une dose également élevée d'une substance médicinale allopathique, c'est-à-dire sans rapport aucun de convenance avec la maladie; car alors l'aggravement homœopathique, c'est-à-dire la maladie artificielle, très-analogue à la maladie naturelle, que le remède a excitée dans les parties les plus souffrantes de l'organisme, va jusqu'au point de nuire, tandis que s'il était demeuré dans de justes limites, il aurait effectué une guérison douce. »

Dans une note que Hahnemann place à la suite de ce paragraphe, il dit ce qui suit : « Les éloges que quelques homœopathes peu nombreux ont donnés, dans ces derniers temps, aux fortes doses, dépendent, en partie, de ce qu'ils avaient employé les premières dilutions du médicament (comme je le faisais moi-même, avec quelque différence, il y a vingt ans, quand je n'avais pas encore été éclairé par l'expérience), et, de plus, de ce que les médicaments choisis par eux n'étaient pas parfaitement homœopathiques. »

Hahnemann, sur ce point de doctrine, en dit beaucoup plus que je ne crois indispensable de citer ; mais il est nécessaire, toutefois, de l'entendre, quand il parle du degré d'exiguïté qu'il convient le plus de donner au médicament pour qu'il réunisse le double caractère de *certitude* et de *douceur*. « Toutes les subtilités imaginables, dit-il, ne serviraient à rien ici. Ce n'est que par des expériences pures, par des observations exactes, qu'on peut arriver au but. Il serait absurde d'objecter les grandes doses qu'emploie la pratique vulgaire, dont les médicaments ne s'adressent pas aux parties souffrantes elles-mêmes, mais seulement à celles qui ne sont pas attaquées de la maladie. »

On comprend, par ces considérations si explicites, quelle était la pratique personnelle du fondateur de l'homœopathie.

Nul ne peut douter que Hahnemann ne fût, au moins, aussi désireux du succès que le docteur Hysern ; nul, non plus, n'imaginera qu'il eût perdu le vrai sens de ces guérisons que lui-même nous a fait connaître ; et cependant, jamais, que nous sachions, il n'administra à ses malades, à titre de remède homœopathique, aucune substance à doses *massives, hautes, fortes* et *grandes*.

« Il est certain qu'aux débuts de sa pratique, lorsqu'il n'avait pas encore reçu les leçons de l'expérience, comme il le dit lui-même, il employait les plus basses dilutions; mais tous ceux qui connaissent sa doctrine savent qu'à mesure qu'il observa les aggravations produites par ces doses, il les réduisit jusqu'à donner la plus petite partie d'une goutte, à la 30ᵉ dilution, en général.

Nous ne savons, en vérité, comment concilier ces antécédents et ces faits, puisés tous aux sources de la doctrine, avec les affirmations du docteur Hysern, qui prétend puiser également aux mêmes sources. Si donc, de ce que nous disons, il résulte la preuve que sa théorie et sa pratique ne sont conformes ni à la théorie, ni à la pratique de Hahnemann, nous espérons qu'il nous fournira d'autres faits pour sa défense.

D'ailleurs, le docteur Hysern est dans son droit et remplit un devoir de conscience, quand il recourt à des procédés plus ou moins empiriques de la médecine ordinaire, quand il ne trouve pas, parce qu'ils n'existent pas ou parce qu'il ne les connaît pas, des médicaments capables de guérir ces maladies *lymnhémiques* ou autres, *très-graves* et *urgentes*, dont il nous parle dans ses notes; parce que, au lieu de se croiser les bras à la vue du danger, on doit le conjurer, de quelque manière que ce soit, ce qui honore non-seulement le docteur Hysern, mais tous les médecins qui se trouvent dans les mêmes circonstances; mais, en supposant qu'il faut le faire avec ces doses que le docteur Hysern appelle *massives*, *hautes* et *fortes*, qui ne peuvent avoir aucun rapport avec la maladie, cela n'est plus de l'homœopathie, et reste, par conséquent, sous le coup de l'anathème que Hahnemann lance contre ceux qui, à titre

de remède homœopathique, administrent les médicaments à ces doses.

Je crois que notre impatience est un puissant
obstacle aux progrès de l'homœopathie dans sa vraie.
voie. Déjà aujourd'hui, grâce à nos médicaments dynamisés, nous guérissons infiniment mieux qu'autrefois
des maladies très-graves et foudroyantes, comme le
choléra, l'*hydrophobie*, la *passion iliaque*, le *croup*, etc.
Il faut espérer qu'avec la persévéranee et l'étude, nous
parviendrons à acquérir ce qui nous manque.

Le scepticisme et l'éclectisme, qui se montrent de
temps en temps dans nos rangs et y font quelques pro-
sélytes, n'ont pas d'autre source que l'abandon de la.
Matière médicale pure de Hahnemann, et leurs uniques
remèdes sont la constance et l'étude. Souvent nous
nous plaignons de la faible action de la dilution; et il
ne nous arrive par de dire : Si nous avions mal choisi ?

Le docteur Teste, de Paris, si connu par son application au travail et son talent, a présenté, au dernier
Congrès, un mémoire sur la posologie, qui se résume
ainsi : *Toutes les doses sont bonnes, si le médicament
est bien choisi.*

Il en est qui attribuent peu d'action aux doses
hahnemanniennes, aux plus petites doses, oubliant que
c'est par elles que leur fondateur atteignit à une immense et prestigieuse réputation et qu'à son exemple
se sont rendus célèbres dans le monde Bœnninghausen,
Gros, Desguidi, Curie père, Léon Simon, Nuñez et
beaucoup d'autres. Pourquoi ne pouvons-nous, nous
autres, atteindre à une si grande hauteur ? N'est-ce pas·
parce que nous n'étudions pas comme eux, ni ne con-

naissons comme eux la matière médicale, qui est notre vraie pathologie?

Le docteur Hysern n'a-t-il pas guéri, avec des médicaments dynamisés, des maladies aussi graves que celles qu'il nous cite, pour justifier sa théorie, sans s'être inquiété si elles procédaient ou non de causes dites matérielles?

N'a-t-il pas sauvé, avec des doses infinitésimales, plus d'un malade, de ceux qui viennent à nous, abandonnés de la médecine ordinaire? Et pourquoi les a-t-il guéris? Parce qu'il a choisi parfaitement le remède homœopathique. Et par quels moyens avons-nous acquis la connaissance de ces médicaments? Par l'étude de l'*expérimentation pure* et la *persévérance clinique*.

Nous ne donnons pas de conseils; nous exposons nos idées et rendons publiques nos appréciations, affirmant par les raisons exposées en cet écrit, que les opinions émises par M. Hysern n'appartiennent pas à la doctrine hahnemannienne et que leur mise en pratique appartient à l'empirisme et non à la médecine réformatrice que nous défendons.

THOMAS PELLICER.

Madrid, 20 octobre 1867.

DEUXIÈME PARTIE.

Réplique du docteur en médecine et en chirurgie don Joaquim de Hysern à la réponse du licencié en médecine don Thomas Pellicer.

I

RÉSUME SYNTHÉTIQUE DES ASSERTIONS ET DES RAISONNEMENTS PRINCIPAUX DE M. PELLICER.

Réduisant à la plus simple expression synthétique les assertions les plus notables et les principaux raisonnements de M. Pellicer, ils se résument aux propositions suivantes :

1° Que si, à la lecture, dans sa revue du Congrès international de Paris, des phrases par lesquelles il anathématise, sans restriction, sans exception aucune, la pratique homœopathique de ceux qui, acceptant la loi des semblables, administrent, nonobstant, les médicaments à doses *massives*, nous nous sommes considéré comme désigné, avec d'autres médecins espagnols, qui professent, sur ce point, nos doctrines ; on comprend que ce n'est point qu'il y eût motif à cela, mais parce que nous désirions consigner nos opinions sur la matière et que l'occasion nous a paru propice, en donnant à ses paroles une signification qu'elles n'avaient réellement pas.

2° Que nonobstant notre déclaration d'orthodoxie homœopathique, non-seulement nous prétendons faire admettre *comme pratique courante* et conforme aux vrais principes homœopathiques, l'administration des médicaments à doses *massives*, *hautes*, *fortes* et *grandes*, lorsque l'exigent la force du mal ou ses causes matérielles, c'est-à-dire dans les affections très-graves, urgentes, lorsque l'expérience confirme la nécessité de matérialiser les moyens thérapeutiques ; mais que nous prétendons appuyer notre affirmation sur les guérisons homœopathiques accidentelles citées par Hahnemann et sur l'absence complète d'une loi qui prescrive, dans les *canons* de l'*Organon*, l'emploi des médicaments dynamisés dans toutes les maladies.

3° Que nous avons prétendu nous appuyer sur la doctrine de Hahnemann, pour nous autoriser à qualifier M. Pellicer et la Société hahnemannienne d'exagérés, d'exclusifs ou de systématiques.

4° Qu'il ne veut pas nous renvoyer *offense pour offense*, mais il nous renvoie, dit-il, à ce même livre de Hahnemann, pour que nous relisions les guérisons homœopathiques accidentelles et les 294 *canons* de l'*Organon*, et que nous voyions si nous ne devons pas rectifier notre jugement défavorable.

Pour nous prouver que notre théorie et notre pratique ne sont pas conformes à la théorie et à la pratique de Hahnemann, il nous transcrit les six passages de l'*Organon*, déjà publiés dans son écrit, toutefois en altérant un peu le sens clair et explicite de deux d'entre eux ; soit par inadvertance, soit pour qu'ainsi le désaccord soit plus manifeste entre notre doctrine et celle qu'établit et soutient le maître dans ces paragraphes.

5° Que la pratique personnelle du fondateur de l'homœopathie confirme et fortifie la doctrine établie dans ces paragraphes, puisqu'il *n'administra jamais*, dit-il, à ses malades, à titre de médicament homœopathique, aucune substance à doses *massives*, *hautes*, *fortes* et *grandes;* et que si, au début de sa pratique, il employait les plus basses dilutions, à mesure qu'il observa les aggravations que ces doses produisaient, il les réduisit jusqu'à la plus petite partie d'une goutte de la 50ᵉ dilution, en général.

6° Que nous sommes dans notre droit et que nous remplissons un devoir quand nous avons recours aux procédés empiriques de la médecine ordinaire, lorsque nous ne trouvons pas des médicaments qui puissent guérir les maladies *lymnhémiques* ou autres *très-graves* et *urgentes;* mais que si nous devons le faire avec les doses que nous appelons *massives*, *hautes* et *fortes*, ce n'est plus de l'homœopathie et nous tombons sous l'anathème lancé par Hahnemann contre ceux qui, à titre de remède homœopathique, administrent les médicaments à ces doses.

M. Pellicer nous parle ensuite de l'impatience comme cause du peu de progrès de l'homœopathie dans sa vraie voie, de diverses maladies très-graves, comme le *choléra*, l'*hydrophobie*, le *volvulus*, le *croup*, qui se guérissent aujourd'hui infiniment mieux qu'autrefois, avec nos médicaments dynamisés; il cite à l'appui le *scepticisme* et l'*éclectisme* qui, de temps en temps, se montrent dans nos rangs et auxquels se rallient quelques individualités, pour dire que l'admission parmi nous de ces funestes philosophies dérive de l'abandon de la *Matière médicale pure* de Hahnemann; et, enfin, il cite

le mémoire présenté au Congrès international homœopathique par le docteur Teste, dans lequel il est conclu
que *toutes les doses sont bonnes, si le médicament est
ien choisi.*

Comme nous n'éprouvons pas cette impatience dont
parle M. Pellicer ; comme, non-seulement, nous ne
professons pas, mais nous condamnons et anathématisons de toutes nos forces cet *éclectisme* médical, qui
est la perpétuelle fluctuation et la stérilité complète, et
ce funeste *scepticisme* qui est la stupeur, l'asphyxie, la
mort de la science et de l'art médical, nous ne nous
considérons pas comme l'objet des allusions de ces phrases de M. Pellicer ; nous les tenons pour étrangères au
débat suscité par nos notes, et pour cela nous passerons
outre dans notre réplique.

De la citation du docteur Teste, nous nous bornerons
à dire que nous ne voyons dans son mémoire qu'un ar-
gument *contra producentem*, puisqu'il comprend aussi
bien les doses *massives*, *hautes* et *fortes*, que les dilutions ordinaires et les atténuations *infinitésimales* les
plus élevées

7° Enfin, que les opinions que nous avons émises
dans nos notes sont étrangères à la doctrine hahnemannienne, et que leur mise en pratique appartient à l'empirisme et non à la médecine réformatrice que M. Pellicer défend, c'est-à-dire à la médecine homœopathique.

De sorte que, dans ce paragraphe, l'auteur de l'article nous déclare, avec l'autorité de sa parole et de ses
raisonnements, *homœopathe impur*, *éclectique*, *hétéro-
doxe*, *schismatique*, *protestant*, *réformateur* ou chose

semblable ; et pour conclusion, partisan de l'*empi-risme.*

Le paragraphe dans lequel M. Pellicer parle de ceux qui attribuent peu d'action aux doses hahnemanniennes ou très-petites doses, est de tout point étranger à la question qui se débat et ne mérite pas que nous nous occupions à le discuter ; c'est une espèce d'épisode, de parenthèse ou de période explétive, comme l'appellent les rhétoriciens ; enfin, une pure rédondance, qui paraît bien plus produite à la scène pour mettre en lumière l'élévation et la célébrité de quelqu'un de ses maîtres et prédécesseurs, que pour appuyer les arguments contre l'usage exceptionnel, mais nécessaire et indispensable, dans des cas déterminés, des médicaments à doses *fortes* et *massives.*

II

RÉFLEXIONS ET RÉSERVES.

Nous réfuterons une à une ces assertions ou propositions de M. Pellicer ; mais nous préviendrons auparavant que nous n'avons pas eu la moindre intention de blesser ni M. Pellicer, ni la Société hahnemannienne de Madrid, quand nous avons dit, dans notre seconde note, que cet écrivain et cette Société « poussent l'exagération à l'extrême, en comprenant dans un anathème général, comme il résulte du sens vrai du paragraphe que nous critiquons, tous ceux qui, en tout état et en quelque circonstance que ce soit des malades et des maladies, ad-

ministrent des médicaments à doses *massives*, obéissant
à leur conscience de médecins et tenant plus compte du
salut de leurs malades que d'un *exclusivisme systématique* exagéré et ridicule, » et que « cela est une erreur
grave... que nous ne pouvons laisser passer inaperçue et
sans un correctif nécessaire; » ce qui n'est pas qualifier
M. Pellicer, ni la Société hahnemannienne, d'exclusifs ni
de systématiques, mais combattre leur exagération et leur
intolérance scientifique à l'égard de ceux qui croient
qu'il ne faut pas toujours employer, en médecine homœopathique, les atténuations *dynamisées* des médicaments. Personne, comme on voit, ne peut être offensé
de cela, à moins de vouloir faire preuve d'une exubérance d'amour-propre qui ne peut souffrir l'aiguillon
de la contradiction; ni l'indépendance des opinions
d'autrui. Toutefois M. Pellicer s'est chargé de justifier
pleinement nos qualifications, en publiant avec son assurance habituelle, que lorsque nous employons des doses
massives de médicaments, quoique ce soit en des maladies peu nombreuses et déterminées, nous ne sommes
plus *homœopathes*, mais *empiriques*, et que nous
sommes hors la loi et la doctrine hahnemanniennes.

Nous n'éprouvons pas de ressentiment en nous voyant,
par le même M. Pellicer, qualifiés d'*éclectiques* et de
dissidents de la doctrine hahnemannienne que nous professons; et moins encore d'être appelés *empiriques*,
puisque notre pratique, selon lui, appartient à l'*empirisme*. Ce sont des appréciations qui lui sont person-
nelles, qui ne nous offensent ni ne nous mortifient :
elles appartiennent au domaine de l'opinion scientifique, et, sur ce point, nous professons, demandons et

accordons la liberté la plus ample, la plus absolue, la plus complète.

Enfin, M. Pellicer ne doit pas, non plus, s'offenser, si nous lui disons et prouvons qu'en exposant ses propositions risquées, pour nous mettre en désaccord avec les doctrines de Hahnemann et de l'école homœopathique orthodoxe, il a donné la preuve manifeste qu'il n'a pas suffisamment lu les œuvres de Christian-Samuel Hahnemann ; ou, s'il les a lues, il ne les a pas méditées ; ou, s'il les a méditées, il ne les a pas comprises ; ou, s'il les a comprises, il les a oubliées, en ce qui concerne les graves et transcendantales questions thérapeutiques dont nous traitons.

III

RÉPLIQUE A LA PREMIÈRE ASSERTION. — L'ANATHÈME DE M. PELLICER, CONTRE L'EMPLOI DES DOSES MASSIVES, DANS LA THÉRAPEUTIQUE HOMŒOPATHIQUE, EST UNIVERSEL ET ABSOLU. — NÉCESSITÉ DE LE RESTREINDRE, DANS L'INTÉRÊT DE L'HOMŒOPATHIE MÊME ET SURTOUT DE L'HUMANITÉ.

Après ces réflexions, réserves et précautions, entrons en matière.

A la première des assertions de l'article de M. Pellicer nous répliquons, d'abord que, dans le paragraphe de la Revue du même M. Pellicer qui donna lieu à notre seconde note, sont réprouvées, condamnées et anathématisées indistinctement les opinions et la pratique de tous les médecins qui, exerçant la médecine homœopathique, puisqu'ils acceptent la loi des semblables, n'en administrent pas moins les médicaments à doses *mas-sives*. « parce que, dit-il, ils ne croient pas aux autres principes fondamentaux de l'homœopathie ou ne les comprennent point ; lesquels médecins, ajoute-t-il, font une médecine neutre et ont besoin, comme certains acteurs dramatiques, d'auteurs qui écrivent des œuvres proportionnées à leurs talents, parce qu'ils ne pourront jamais interpréter que ce qui sera écrit pour eux. » Et comme nous administrons les médicaments à doses *massives* et parfois à doses *grandes* et *fortes*, dans certains cas et circonstances, en tant que, suivant notre conscience de médecin, les maladies le réclament, si nous voulons sauver les malades de dangers graves et imminents ; et que, sous cette enseigne de noble indépendance, nous avons sauvé d'une mort prochaine de nombreux malades qui auraient inévitablement succombé, spécialement dans des cas très-notables de fièvres pernicieuses, légitimement *lymnhémiques* ou paludéennes ; nous ne pouvons pas ne pas nous considérer comme désignés et ayant encouru l'anathème général de M. Pellicer, contre ceux qui emploient les médicaments à doses *massives*.

En second lieu, comme ce n'est pas la première fois que M. Pellicer a voulu nous présenter au public des médecins homœopathes, comme un de ces éclectiques également prêts, soit à administrer des globules, soit à saigner ou à employer d'autres moyens allopathiques indistinctement, accusations que nous estimons ce qu'elles valent, les livrant au bon sens et au jugement impartial des hommes raisonnables, qui connaissent nos opinions et les siennes ; nous devions également supposer que nous étions aussi frappé de l'anathème général contre les doses pondérables et massives des médicaments non dynamisés.

En troisième lieu, intimement convaincu comme nous le sommes que, dans certaines maladies déterminées, très-graves et urgentes, et surtout dans beaucoup de fièvres paludéennes pernicieuses, les dilutions homœopathiques ne sauraient conjurer le péril et éviter la mort des malades, et qu'il est nécessaire d'user promptement, à propos et résolûment des médicaments indiqués homœopathiquement, mais à doses *massives*, pondérables et parfois à doses *grandes* et *fortes* et souvent à de *très-courts intervalles*, pendant lesquels on a à décider de la vie ou de la mort des patients; et, ayant vu, d'autre part, empirer et succomber, entre les mains d'homœopathes habiles et distingués, quelques-uns de ces malades, tantôt parce que les médecins n'avaient pas connu leur maladie, tantôt pour ne l'avoir pas combattue avec des doses suffisantes des médicaments indiqués; l'occasion que nous offrait M. Pellicer, avec son article, nous parut, en effet, propice, comme il le dit lui-même, pour exposer nos opinions sur une matière que nous considérons comme d'un grand et transcendantal intérêt, autant pour la doctrine homœopathique même, que nous professons et défendons, comme et surtout pour la santé et la vie des hommes, qui, avec confiance et à leur grand profit et avantage incontestable, se recommandent aux soins et à l'assistance de ceux qui exercent la médecine que, pour le bonheur de l'humanité, fonda, développa et perfectionna le génie de l'immortel Hahnemann.

IV

RÉPLIQUE AUX ASSERTIONS DEUXIÈME, TROISIÈME ET QUATRIÈME.

1° *La proscription absolue et systématique des doses* massives, *dans la thérapeutique homœopathique, est une doctrine* ultrahahnemannienne. — *Vrai sens des six passages de l'*Organon *cités par M. Pellicer.* — *Rectification de la traduction des* canons 276 *et* 278. — *Valeur de l'*olfaction *d'un globule homœopathique.* — *Rectification d'un passage d'Hippocrate.* — *Les doses* massives *et les guérisons homœopathiques accidentelles.*

Nous répliquons aux propositions deuxième, troisième et quatrième (abstraction faite de ces offenses que nous n'avons pas voulu insérer et de ce *systématisme* exclusif que nous ne voulons pas, non plus, imputer, dans notre note, ni à M. Pellicer, ni à la Société hahnemannienne); que l'*Organon* de l'art de guérir de Hahnemann, offrant, dans ses *canons*, des indications, des avis et des préceptes suffisamment explicites, sur les cas exceptionnels dans lesquels il faut employer les médicaments aux grandes doses ordinaires, telles que les prescrit l'ancienne médecine; et le fondateur de l'homœopathie ayant laissé, dans la loi même où il prescrit les *dynamisations* homœopathiques, une large voie ouverte, pour employer dans la pratique celles qui conviendraient le mieux, grandes ou petites, *massives* ou impondérables, *dynamisées* ou *non dynamisées*, suivant les cas et circonstances, et cela sans enfreindre les lois fondamentales de la doctrine médicale *des semblables ;* nous avons pu avec une haute raison et une évidente justice qualifier de plus homœopathes que Hahnemann, et les appeler pour cela homœopathes ultrahahnemanniens, ceux qui s'obstinent vainement à exclure de la Société des homœopathes légitimes et orthodoxes tous ceux qui emploient des médicaments à doses *massives*, quoique ce soit dans les cas exceptionnels et non compris par Hahnemann, dans la loi thérapeutique qui prescrit et règle l'emploi des atténuations *infinitésimales.*

Que des six passages de l'*Organom*, traduits et transcrits par M. Pellicer, nous devons commencer par rectifier les deux qui ne disent pas exactement ce qu'il a traduit, ce sont : le *canon* 276 et la dernière partie du 278.

Dans le premier, l'*Organon* dit : « C'est pour cette raison qu'un médicament, quoique homœopathique, devient toujours nuisible quand on le donne à TROP *haute dose.* » M. Pellicer traduit : « *à dose* TRÈS-*haute.*» Et plus bas l'*Organon* ajoute : « Alors, l'aggravement homœopathique, c'est-à-dire la maladie artificielle, très-analogue à la maladie naturelle, *que la force vitale* (1) *exaltée par la dose exubérante du remède*, a excitée dans les parties les plus souffrantes de l'organisme, va jusqu'au point de nuire, etc.» M. Pellicer traduit : « La maladie artificielle, très-analogue à la ma-

<hr>

(1) Nous devons constater que la traduction de M. Pellicer est conforme aux premières traductions françaises, dont nous avons un exemplaire sous les yeux. (Note du traducteur.)

ladie naturelle, que le remède a excitée dans les parties les plus souffrantes de l'organisme, etc. »

Dans le second, l'*Organon* dit : « Il serait absurde d'objecter les hautes doses qu'emploie la pratique *allopathique* vulgaire, etc. » M. Pellicer traduit : « Il serait absurde d'objecter les hautes doses qu'emploie la pratique vulgaire (1), etc. »

M. Pellicer, quand on transcrit littéralement des passages si notables d'une œuvre si fondamentale si grande et respectable, qui est un monument impérissable de la science, comme les *Aphorismes* du grand Hippocrate, il n'est pas permis aux traducteurs d'altérer le texte et moins encore de fausser le sens de l'original.

Nous, qui pensons, avec le sage réformateur de la médecine fondamentale, qu'un médicament, quoique homœopathique, devient nuisible, s'il est administré à dose *trop* haute, nous ne saurions ni ne pourrions être d'accord avec lui, si, comme le veut M. Pellicer, Hahnemann eût écrit : à *très*-haute dose ; car, dans l'un et l'autre cas, la pensée est très-distincte. Une dose *très*-haute peut aussi bien l'être trop qu'atteindre à la juste mesure, suivant les cas : une dose *trop* haute est toujours un excès plus ou moins fâcheux, plus ou moins préjudiciable, et peut arriver jusqu'à être funeste.

L'omission de la force vitale, dans ce paragraphe, a moins d'importance pour notre objet ; cependant, comme l'œuvre de Hahnemann est conçue dans un sens essentiellement *vitaliste* ou *spiritualiste*, comme l'est toute la base philosophique de la doctrine hahneman-

____

(1) Voir la note précédente.

nienne, que nous professons et défendons; et comme la traduction de M. Pellicer lui donne un sens essentiellement et catégoriquement *matérialiste;* puisque dans le premier cas, comme une conséquence de la philosophie homœopathique, la maladie artificielle est développée dans les parties de l'organisme, non directement *par le médicament*, mais *par la force vitale exaltée par le remède;* tandis que M. Pellicer veut que le médicament excite la maladie artificielle *immédiatement*, dans les parties de l'organisme qui souffrent le plus, et fait abstraction de l'entremise de la *force vitale;* nous, qui ne croyons pas possible l'homœopathie divorcée de la philosophie *spiritualiste* et *orthodoxe*, nous ne pouvions laisser passer inaperçue et sans le correctif nécessaire cette erreur dans laquelle est tombé le traducteur qui prend le titre de hahnemannien (1).

Enfin, l'omission ou l'oubli du mot *allopathique*, en parlant de la *pratique vulgaire*, doit être aussi réparée et nous ne devons pas la laisser passer ; parce que la pratique vulgaire existe et trop étendue certainement, entre médecins, qui se disent homœopathes, comme entre ceux que nous nommons allopathes : et Hahnemann le savait surabondamment, puisqu'en de nombreux passages il la réprouve et la condamne. Et lorsque, dans ce *canon*, Hahnemann parle de la pratique *allopathique* vulgaire, c'est d'elle seule, sans doute, qu'il veut s'occuper.

Ces canons rectifiés et leur vrai sens rétabli, occupons-

(1). Ce paragraphe et le suivant témoignent d'une différence dans les diverses éditions de l'*Organon*. Il n'y a pas plus d'erreur de la part de M. Pellicer, que de fausse imputation volontaire de la part du docteur de Hysern. La non-conformité des éditions a tout produit. Voy. la note précédente. (Note du traducteur.)

nous de la signification exacte et de l'importance de tous les passages de l'*Organon* cités par M. Pellicer.

Indubitablement, tous ces six passages de l'œuvre de Hahnemann sont de fortes recommandations et des éloges ardents et enthousiastes des plus petites doses, des dilutions *infinitésimales ;* mais le grand inventeur de ces atténuations s'y exalte encore plus dans son enthou- siasme pour les hautes *dynamisations infinitésimales*, et cela dans le même livre auquel nous renvoie M. Pellicer ; et nous ne comprenons pas comment il a omis ces observations de la plus pure doctrine hahnemannienne, dans une occasion comme celle-ci.

Voici le texte de Hahnemann : « C'est surtout sous forme vaporeuse que les médicaments homœopathiques agissent le plus sûrement et le plus puissamment. Il faut, pour cela, aspirer les *émanations médicamenteuses d'un globule* imbibé d'une dilution très-active (1), et renfermé (sec) dans un flacon. L'homœopathiste, après avoir débouché le flacon, met l'orifice sous l'une des narines du malade..... De cette manière, si le médecin veut, il n'a pas besoin de pharmacien pour opérer ses guérisons. *Un globule, dont dix à vingt pèsent un grain, imbibé de la trentième dilution (puis séché), conserve sa pleine efficacité pendant au moins dix-huit à vingt ans*, terme jusqu'où remontent mes expériences, et il n'en perd rien, quand bien même le flacon aurait été ouvert mille fois pourvu qu'on l'ait garanti de la

---

(1) La force de la dilution est, suivant la doctrine de Hahnemann, proportionnelle au nombre de secousses données au médicament dilué. (*Organon*, canon 250. Voy. la note.)

chaleur et du soleil..... *Ainsi respirées, les émanations des médicaments* entrent en contact, sans obstacle, avec les nerfs, dans les parois des cavités spacieuses qu'elles parcourent, et impriment la modification médicatrice à la force vitale, de la manière la plus douce, quoique la plus énergique, *et bien plus sûrement que quand on fait prendre le médicament en substance par la bouche. Cette inspiration est le plus sûr moyen de guérir tout ce qui peut être guéri par l'homœopathie* (et quelles maladies lui résistent, à l'exception de celles qui exigent l'application des moyens chirurgicaux?)..... Depuis plus d'un an (mai 1833), je pourrais à peine, parmi les nombreux malades qui réclament mes soins ou ceux de mes disciples, en citer 1 sur 100, dont les souffrances chroniques ou aiguës n'aient point été guéries, avec le plus éclatant succès, par le seul fait de cette respiration. Je me suis convaincu depuis peu, ce que personne n'aurait cru auparavant, qu'appliquée ainsi, la vertu des médicaments agit au moins avec autant de force, mais certainement avec plus de calme et tout aussi longtemps, sur les malades, que la substance elle-même prise par la bouche..... (Voy. t. Ier de la *Matière médicale pure*, page 93, et l'*Organon*, note au canon 288.)

De sorte que, si l'on prend à la lettre ce remarquable conseil de Hahnemann, il n'est plus besoin de pharmaciens, comme il le dit lui-même, en termes formels : « Avec une petite boîte homœopathique, comme un tome de la *Matière médicale pure*, le médecin aura plus qu'il ne faut, pour soigner et guérir tous ses malades, pendant dix-huit à vingt ans, au moins : » ce qui serait porter atteinte à leurs légitimes intérêts et leur faire perdre sans nécessité ce que coûtent les médicaments.

Telle est l'importance qu'a donnée Hahnemann à cette prescription, synthèse de ses observations de nombreuses années, que, non content de l'avoir imprimée dans le premier tome de la *Matière médicale pure*, il la reproduit littéralement dans une longue note des dernières éditions de l'*Organon*.

Que si l'on devait considérer comme lois, préceptes absolus ou principes fondamentaux, les six passages de l'*Organon* que cite M. Pellicer, à combien plus forte raison devrait l'être le septième que nous venons de transcrire, puisque, s'il devait être pris à la lettre, il n'y aurait pas de maladie guérissable *qui résistât à l'olfaction du globule homœopathique!* et ce moyen étant le plus doux et le plus sûr, suivant l'expression du fondateur de l'homœopathie, ce serait un cas de conscience, pour tout médecin homœopathe légitime, orthodoxe et surtout hahnemannien, de ne pas s'en tenir toujours à l'*olfaction*, dans le traitement curatif des maladies, y comprises les plus graves et les plus urgentes, sans excepter les fièvres pernicieuses et le choléra-morbus foudroyant.

Cependant, nul, que nous sachions, c'est-à-dire aucun homœopathe qui soit réellement et légitimement médecin, pas même Hahnemann, qui non-seulement était médecin, mais médecin éminent, le plus érudit et surtout le plus sage des médecins, depuis Galien jusqu'à nos jours, sans excepter Boerhaave, Haller, Sprengel et les deux Franck; nul, nous le répétons, n'a poussé l'exagération ou la manie de l'emploi des atténuations *infinitésimales* jusqu'à cette extrémité, après les premiers emportements de l'enthousiasme, que ne pouvait pas ne pas causer un phénomène si singulier et vraiment extraordinaire, qui n'a de comparable que la transmission, incontestablement démontrée aujourd'hui, par de nombreux faits pratiques, de l'action médicinale ou thérapeutique des dilutions homœopathiques à l'enfant à la mamelle, à travers l'organisme de la mère ou de la nourrice.

Le même Hahnemann (qui, en publiant, en 1834, dans la *Matière médicale pure*, le résultat de ses observations et de la pratique de ses disciples, dans tout le cours de l'année précédente, dit qu'à peine 1 pour 100 des malades exclusivement soumis au traitement homœopathique par la simple *olfaction* n'a pas été guéri, et assure que c'est là le moyen le plus efficace pour la guérison des maladies, et que l'action des médicaments ainsi employés est aussi persistante et durable que celle que l'on obtient de l'usage interne de la dissolution aqueuse des globules); lorsqu'il fit paraître, en 1835, son traité monumental des maladies chroniques, modéra extraordinairement son enthousiasme et sa confiance complète dans l'efficacité et la durée de l'*olfaction du globule*, disant page 211 du tome Ier : « Poser à sec, sur la langue, un globule imbibé de la *dynamisation* la plus haute d'un médicament et faire respirer un flacon contenant un semblable globule, c'est administrer la *dose la plus petite, la plus faible, la dose dont l'action dure le moins longtemps*. Et cependant, parmi les personnes affectées de maladies *aiguës légères*, il s'en trouve quelques-unes de nature *suffisamment excitable* pour que cette dose *suffise* à les guérir, quand on a fait choix d'une substance parfaitement homœopathique. »

Qu'est donc devenue cette assurance et cette véhémence avec lesquelles l'illustre auteur et inventeur des dilutions *infinitésimales* affirmait, une année auparavant, qu'il n'y avait pas de maladie guérissable, aiguë ou chronique, récente ou invétérée, qui résistat ou pût résister à l'action énergique et durable, quoique douce, de l'*olfaction* d'un globule d'un médicament *infinitésimal?*

C'est que le sage fondateur de la médecine homœopathique était, avant tout, comme le grand Hippocrate, un observateur attentif, loyal et sincère, et un médecin d'une probité incontestable.

Ce qui a eu lieu pour les éloges de l'*olfaction* du globule médicinal, est applicable, jusqu'à un certain point, aux conseils et avis généraux contenus dans les six passages cités par M. Pellicer et à d'autres analogues du même *Organon*, de la *Matiere médicale pure*, et du *Traité de la doctrine et traitement homœopathique des maladies chroniques.* Ce sont des recommandations générales, applicables à la grande majorité, à la généralité des traitements curatifs des maladies (de plus large et sûre application, sans doute, que les règles de l'*olfaction*, aujourd'hui restreintes à une sphère bien limitée, quoique curieuses et toujours admirables dans des affections déterminées); mais non des *règles absolues*, non des *préceptes ou des lois universelles*, que l'on doive mettre en pratique, en toutes sortes de maux aigus et chroniques, légers et graves, lents et urgents,

dynamiques et matérialisés ; non des règles inflexibles
et sans exception d'aucun genre ; c'est enfin l'expression, la synthèse de la grande majorité des observations
laborieusement recueillies par l'auteur, dans une longue
pratique ; mais ce n'est pas le fruit de toute l'expérience
personnelle du grand médecin et de l'ancien praticien.

Rien n'étonnera, assurément, que ce grand réformateur de la médecine hippocratique, en rapportant les
guérisons homœopathiques dues au hasard, opérées par
de nombreux médecins allopathes, depuis Hippocrate
jusqu'à nos jours, ait placé en tête, comme une espèce
de sauvegarde des dilutions *infinitésimales,* la note que
cite M. Pellicer, dans laquelle il signale les dangers qu'occasionnent *en général* (1), dit-il, les hautes doses des médicaments homœopathiques ; si l'on réfléchit que tel est
le nombre et si grande l'importance de beaucoup de ces
guérisons, que naturellement les lecteurs et surtout les
jeunes élèves devaient être frappés de l'utilité et des
avantages de suivre la même voie que les auteurs cités
par Hahnemann, et administrer les mêmes médicaments, à égales doses, dans les cas analogues.

Mais les explications que donne l'auteur de l'inno-
cuité de ces doses dans tous ces cas, sont en partie de
vrais subterfuges théoriques, qui ne dépassent pas les
limites du possible, mais qui ne s'appuient sur aucun
fait positif d'observation et d'expérience ; et, de plus,
y aurait-il des faits démontrés et incontestables, qu'ils

(1) En disant seulement, dans cette note, que les hautes doses de médicaments homœopathiques provoquent ces périls *en général.* Hahnemann dit suffisamment qu'ils ne les provoquent pas *dans tous les cas,* et qu'ainsi la règle
a ses exceptions.

seraient également applicables à l'administration future d'égales doses dans des maladies semblables.

Il ne s'agit pas, en effet, dans cette revue historique, dans laquelle l'auteur de l'*Organon* donne une marque éclatante de sa vaste érudition et d'une patience à toute épreuve ; il ne s'agit pas d'une petite collection de faits pratiques singuliers et extraordinaires, que l'on puisse considérer comme de rares exceptions aux règles empiriques suivies par les médecins qui les ont consignés dans leurs œuvres ; il s'agit de centaines, pour le moins, et parfois de milliers de malades guéris, dans la suite des temps, par l'administration indélibérée et fortuite de médicaments homœopathiques nécessairement employés aux doses ordinaires et *massives* de la médecine empirique séculaire ; puisque Hahnemann lui-même, en expliquant, dans la *Matière médicale pure*, comment les dilutions *infinitésimales* produisent les effets admirables que tous les homœopathes reconnaissent, dit :

En effet, le frottement exerce une influence si puissante, que non-seulement il développe les forces physiques internes des corps de la nature, comme le calorique, l'odeur, etc., mais encore, *ce qu'on avait ignoré jusqu'à présent*, il exalte à un point étonnant la puissance médicinale des substances naturelles.

« *Il paraît que c'est moi qui ai découvert cette dernière propriété*, dont l'influence est telle, qu'à sa faveur, des substances, auxquelles on n'avait jamais reconnu des propriétés médicinales, acquièrent une énergie surprenante. » Et il cite comme exemple l'or, l'argent, le platine, le charbon de bois (1).

(1) *Matière médicale*, t. I, pages 76-79.

En effet, nul, que nous sachions, n'avait avant Hahnemann imaginé la possibilité d'exalter et de développer les forces médicinales des substances naturelles actives et inertes, au moyen de la dilution *infinitésimale*, dont les agents principaux sont le *frottement*, la *trituration*, la *succussion*, en un mot, le *mouvement* et l'*agitation*, moyens identiques à ceux qui développent dans les corps naturels l'odeur, la chaleur, la lumière, l'électricité et le magnétisme. C'est donc exclusivement au génie de Hahnemann que l'on doit cette colossale découverte, qui rendra son nom immortel pour la génération présente et pour celles à venir.

Pour donner une légère idée du grand nombre des malades qui obtinrent la guérison de nombreuses et diverses infirmités, graves et rebelles pour la plupart, des nombreux moyens et médicaments qui donnèrent de si heureux résultats, sans qu'il en résulte que ces moyens curatifs énergiques, empiriquement administrés et contre toutes les règles des théories médicales dominantes, aient produit d'effet nuisible, ni provoqué des inconvénients d'aucune espèce nonobstant les craintes qu'exprime Hahnemann, dans la note citée par M. Pellicer, nous allons analyser sommairement et succinctement les observations *de plus de deux cents médecins*, auxquelles l'auteur a consacré quarante-six pages de l'*Organon*.

Cette longue série de la collection historique de Hahnemann commence par la guérison du choléra-morbus par le *veratrum* ou éllebore blanc du livre cinquième *des Épidémies*, attribué avec plus ou moins de fondement au grand Hippocrate.

.Mais, avant d'aller plus loin, nous devons rectifier une partie de la relation du fait, telle que Hahnemann l'a écrite ; non-seulement dans l'intérêt de l'exactitude historique, mais parce que, dans les termes dont se sert Hahnemann, ce fait semble singulier, extraordinaire et isolé ; tandis que, dans ceux de l'auteur du cinquième livre des *Épidémies*, il a l'apparence d'un fait commun, ordinaire et courant, comme les autres cas rapportés dans le même livre.

Voici ce que dit Hahnemann (*Organon*, p. 61, Paris, 1856) :

« Déjà l'auteur du traité des *Épidémies* attribué à Hippocrate, parle d'un choléra-morbus, *rebelle à tous les remèdes*, qu'il guérit uniquement au moyen de l'ellébore blanc, qui cependant excite par lui-même le choléra comme l'ont vu Forest, Ledel, Reimann et plusieurs autres. »

Voici ce que dit l'auteur du livre cinquième des *Épidémies (de Morbis popularibus)* (1) :

« Un homme fut atteint du choléra à Athènes ; il avait des vomissements et de la diarrhée et des douleurs, et l'on ne pouvait arrêter ni le vomissement, ni les déjections alvines ; il avait perdu la voix et ne pouvait quitter le lit, et ses yeux étaient fermés et enfoncés dans leurs orbites, il avait des convulsions dans le ventre et dans les intestins, et le hoquet. Mais la diarrhée était beaucoup plus abondante que le vomissement. Ce malade prit du *veratrum* dans une décoction de lentilles et il but en outre autant qu'il put de cette décoction ; il vomit

______

(1) HALLER, *Artis medica principes*. — HIPPOCRATES, *de Morbis popularibus*, t. II, page 297.

ensuite, et les déjections par haut et par bas cessèrent. Mais il eut froid et se lava les parties inférieures jusqu'aux organes génitaux, avec une grande quantité d'eau chaude, jusqu'à ce que les parties supérieures du corps fussent réchauffées.... »

L'auteur de ce livre ne dit donc pas que le choléra-morbus qu'il rapporte eût *été rebelle à tous les remèdes ;* mais que ni le vomissement, ni la diarrhée ne pouvaient être arrêtés ; ce qui devait naturellement arriver, si l'on n'employait pas des remèdes efficaces. L'auteur rapporte ce cas, comme tous les autres, sans lui donner ni plus ni moins d'importance, comme un fait ordinaire de la pratique, commun dans des cas semblables.

Cette observation faite, passons aux autres cas de guérisons homœopathiques dues au hasard, recueillis par Hahnemann, et qui, par ordre chronologique, sont les suivants : diarrhées, guéries par des purgatifs ; vertiges, nausées et anxiétés, guéris en fumant du tabac ; convulsions, tremblements, et épilepsies, guéris par l'*agaricus muscarius ;* coliques flatulentes, guéries par l'huile d'*anis ;* plusieurs hémorrhagies : hemorrhoïdes, proctorrhagies, hémoptysies et métrorrhagies, guéries par la *millefeuille ;* les émissions douloureuses d'urine purulente, par la *busserole ;* coliques, et tranchées des enfants, par le *jalap ;* d'autres coliques violentes, par les feuilles de *séné ;* une leucorrhée chronique, par le *dictame ;* une espèce d'exanthème chronique général, humide et phagédénique ou corrosif, par la *clématite ;* une espèce d'ophthalmie, par *l'euphraise ;* évanouissements hystériques, par *noix muscade ;* quelques ophthalmies, par *eau de roses ;* diverses dartres, avec paralysie et

affaiblissements des facultés intellectuelles, par le sumac
vénéneux, *rhus toxicodendron ;* convulsions avec délire, et nombreuses maladies causées par le refroidisse-
ment, guéries par la *douce-amère;* une espèce d'hydropi-
sie, par le *sureau;* quelques pleurésies, par la *scille;* des
manies, des chorées et amnésies, par la *stramoine ;*
fièvres intermittentes, avec douleurs gravatives de l'estomac, vomissements, diarrhée, grande faiblesse, syn-
copes, ictère, amertume de la bouche, tension du
bas-ventre, consomption, inappétence et quelques dys-
pepsies, par le *quinquina;* certaines hémorrhagies et
quelques asthmes, surtout les spasmodiques, par l'*ipe-
cacuanha ;* une espèce de convulsion par l'*ignatia ;* les
coups et contusions de toute espèce, par l'*arnica ;* la
rage, par la *belladone;* maladie, dit-il, qui fut réellement et parfaitement guérie avec cette plante par
Mayerne, Munch et Neimike.

C'est ici que l'auteur place la note sur les périls et
le mal que peut causer cet énergique médicament administré à doses énormes dans de tels cas. Il dit : « Mais
la plupart du temps on l'a donnée (la *belladone*) à
des doses énormes, de façon que les malades se voyaient
nécessairement mourir, non de la maladie, mais du remède ; » et ensuite il poursuit : « La *belladone* a guéri
aussi des espèces de manie et de mélancolie et une
amaurose avec taches bigarrées devant les yeux; la jus-
quiame, des convulsions épileptiformes, des affections
mentales avec stupeur, l'hystérie, le vertige, la manie
jalouse, la constriction spasmodique des paupières et
du pharynx ; le camphre, diverses fièvres dites nerveuses lentes ; les vins généreux, la fièvre inflammatoire

pure et le délire fébrile ; le thé, des palpitations de cœur et de l'anxiété ; l'opium, certains états semblables à l'agonie, fièvres avec grande somnolence, abondantes sueurs et délire, et d'autres cas, pesanteur de tête, avec chaleur à la peau et difficulté de suer, fièvres soporeuses, léthargies, maladies nerveuses, avec insensibilité et engourdissement des bras, des cuisses et du ventre, épilepsie pendant le sommeil, avec respiration stertoreuse, étreintes persistantes et pression iliaque ; la sabine, métrorrhagies graves ; le musc, l'asthme de Millar ; la vaccine, si elle ne détruit pas la variole déjà développée parce que celle-ci l'emporte sur elle en intensité, la prévient ou en préserve, par une espèce de cure anticipée. Avec les cantharides, on a guéri des ischuries très-douloureuses et des gonorrhées inflammatoires récentes ; avec le soufre, diverses affections dysentériques, des coliques hémorrhoïdales et des éruptions cutanées ; avec la vapeur suffocante du soufre en combustion, diverses asphyxies produites par d'autres causes ; avec l'acide nitrique, la salivation et les ulcères mercuriels de la bouche ; avec la potasse caustique, le tétanos ; avec l'arsenic, les cancers de la face, les bubons pestilentiels, les charbons, les fièvres intermittentes et les angines de poitrine ; avec le cuivre, la chorée ou danse de Saint-Guy et diverses épilepsies ; avec l'étain, une espèce de phthisie, une fièvre hectique, des catarrhes chroniques, des asthmes muqueux et des gastralgies ; avec le plomb, le volvulus, la constipation invétérée et diverses hypochondries ; avec le mercure, des glossites, une mélancolie alternant avec le ptyalisme, angine accompagnée de pourpre et autres angines de mauvais caractère, aphthes avec fétidité de l'haleine et certaines caries ; avec l'électricité, diverses fièvres intermittentes, convulsions, sciatiques, ophthalmies et varices ; avec les fomentations et affusions d'eau chaude sur la tête, quelques encéphalites, surtout celles produites par l'insolation ou la chaleur des poêles ; avec le précipité rouge, diverses ophthalmies ; enfin, avec le suc de persil, quelques gonorrhées (1). »

Tant et de si grandes guérisons homœopathiques qui sont le trésor des écoles empiriques de la médecine de tous les temps, qui ont été obtenues par des médicaments à doses hautes et fortes, sans dommage pour les malades et sans aucune espèce d'inconvénients, durent nécessairement appeler l'attention du fondateur de la vraie médecine homœopathique et le rendre plus prudent et circonspect, que dans cette note préliminaire, à dicter les règles positives, les préceptes et lois thérapeutiques qui prescrivent au praticien quand il doit employer les doses et dilutions *infinitésimales*, quand il peut et doit s'écarter de cette rigueur de principes, et quand, enfin, il doit administrer les médicaments à doses *massives*, *pondérables* et proportionnées à l'urgence de certains cas, ou à la quantité et à l'intensité, connues ou présumées, des causes productrices de certaines maladies.

La note relative aux dangers de la *belladone* administrée à doses énormes dans la rage, est parfaitement à sa place : parce que la rage est une des maladies les plus essentiellement dynamiques, dans laquelle l'im-

(1) *Organon*, édition citée pages 61-104.

mense exaltation de la sensibilité doit produire les plus funestes résultats, excitée, irritée, stimulée, aiguillonnée par les effets primitifs d'un médicament aussi puissant que la *belladone*. Il n'en est pas ainsi de la première, qui nous paraît trop absolue, surtout en voyant de si nombreuses guérisons, obtenues sans inconvénient, sans danger, sans aucun préjudice, par un si grand nombre de praticiens, dans le cours de tant d'années et dans des âges et des circonstances si divers.

Enfin, nous dirons des autres passages de l'*Organon*, cités par M. Pellicer, qu'ils ne sortent pas de la catégorie des conseils et avis généraux, qu'ils ne peuvent détruire les exceptions posées, ni annuler celles indiquées par l'auteur, dans les lois et règles générales proprement dites, et que, pris à la lettre, ils seraient en contradiction manifeste avec la pratique de Hahnemann lui-même, dans divers cas déterminés et connus.

2° Vraie loi hahnemannienne de la graduation des petites doses. — Maladies qu'elle comprend, et maladies qu'elles ne comprend pas. — Loi fondamentale spéculative et loi fondamentale empirique ou expérimentale de la thérapeutique. — Lacunes de la doctrine hahnemannienne, dans la thérapeutique des lésions organiques, physiques, chimiques, intoxications et autres analogues. — Devoirs des disciples et serviteurs de Hahnemann.

La vraie loi hahnemannienne, l'unique règle, l'unique précepte de la thérapeutique homœopathique, qui prescrive les doses auxquelles on doit administrer les médicaments, dans la généralité des maladies, est le canon 279 de l'*Organon*, précisément celui qui suit celui qui contient le dernier passage cité par M. Pellicer.

Le canon 279 dit :

« Les expériences pures établissent d'une manière absolue que, *quand la maladie ne dépend pas manifestement d'une altération profonde d'un organe important, fût-elle même de la classe des chroniques et des plus compliquées, et quand on a soin d'éloigner du malade toute influence médicinale étrangère, la dose du remède homœopathique ne saurait jamais être assez faible pour le rendre inférieur en force à la maladie naturelle et pour l'empêcher de la dominer, l'éteindre et la guérir, tant qu'elle conserve l'énergie nécessaire pour provoquer, immédiatement après avoir été prise, des symptômes un peu plus intenses que les siens.* »

Trois conditions essentielles sont nécessaires pour l'application pratique de cette règle, qui, selon le canon 280, doit régir l'atténuation de tous les médicaments homœopathiques à savoir : 1° que la maladie ne dépende pas manifestement d'une altération profonde d'un organe important ; 2° que l'on éloigne du malade toute influence médicinale étrangère ; 3° que la dose des médicaments conserve l'énergie nécessaire pour provoquer, immédiatement après avoir été prise, des symptômes semblables à ceux de la maladie et un peu plus intenses.

D'où l'on conclut manifestement, que cette règle générale, l'unique, sur laquelle se fonde l'administration homœopathique des doses et dilutions *infinitésimales*, n'est applicable, en général, en ce qui concerne l'appropriation de ces petites doses, ni à la thérapeutique

des maladies ou lésions organiques, c'est-à-dire de celles
qui dépendent manifestement d'une altération profonde
d'un ou de plusieurs organes importants ; ni aux empoisonnements par des doses ou quantités considérables de
substances toxiques, qu'elles soient minérales, végétales
ou animales; ni, non plus, à celles qui résultent immédiatement de l'introduction de corps étrangers dans les
viscères, les vaisseaux ou les espaces intercellulaires,
par exemple la pyohémie ou infection purulente du
sang ; ni à celles qu'entretient immédiatement la présence ou le développement reproductif de certains entozoaires, comme les trichines, dans les interstices organiques, ou de certains parasites, comme la nigua, etc.;
puisque, dans aucun de ces cas, une dose *infinitésimale*
ne saurait suffire, ni toujours une petite dose, serait-
elle-même pondérable et *massive*, pour dominer la maladie, neutraliser ses causes et détruire ses effets. Voilà
précisément ce qu'enseigne, approuve et confirme l'expérience de tous les siècles.

Il est donc évident et clair comme la lumière du jour
que la thérapeutique hahnemannienne, qui règle l'application des doses *infinitésimales*, comprend uniquement
la thérapeutique des maladies essentiellement *dynamiques* ou *virtuelles* et ne s'étend pas aux lésions *organiques* manifestes et profondes, ni à celles entretenues et
accrues par des causes matérielles nombreuses et considérables, concentrées dans une ou plusieurs régions de
l'organisme, ou disséminées dans toutes les substances
organiques de l'économie humaine.

Cette règle thérapeutique, comme les passages cités
par M. Pellicer et autres analogues de l'*Organon*, sont

évidemment corrélatifs à la loi fondamentale théorique
de la thérapeutique hahnemannienne, que Hahnemann
appelle loi naturelle de l'homœopathie et qui est exprimée dans le canon 26 de ce livre, sous la forme suivante : *Une affection dynamique, dans l'organisme vivant, est éteinte par une autre plus forte, quand celle-ci, sans être de la même espèce qu'elle, lui ressemble beaucoup dans la manière de se manifester.* Cette loi ne comprend ni les maladies organiques, ni celles qui sont entretenues par des causes matérielles réelles, permanentes et considérables.

Mais cette loi essentiellement *spéculative* ou *théorique*, fondée sur l'hypothèse plus ou moins probable de *deux affections dynamiques*, une morbide et l'autre médicinale, n'est pas la véritable et pure loi fondamentale, *empirique* ou *expérimentale* de l'homœopathie, le vrai et légitime principe : *Similia similibus curantur*, principe, dogme ou axiome déduit directement de la généralisation des faits, de l'observation, de l'expérimentation pure et de l'expérience clinique. Cette loi, ou axiome expérimental, a été formulée par Hahnemann dans le canon 27 et dans les termes suivants :

« La puissance curative des médicaments est fondée sur la propriété qu'ils ont de faire naître des symptômes semblables à ceux de la maladie et surpassant en force ces derniers. D'où il suit que *la maladie ne peut être anéantie et guérie d'une manière certaine, radicale, rapide et durable, qu'au moyen d'un médicament capable de provoquer, dans l'homme sain, l'ensemble de symptômes le plus semblable à la totalité des siens, et doué en même temps d'une énergie supérieure à celle qu'elle possède.* »

Cet axiome, dégagé de tout idée spéculative, de toute hypothèse sur l'essence, soit *dynamique*, soit *matérielle*, de l'affection morbide et de l'affection curative, peut comprendre et comprend facilement tant la loi thérapeutique des affections *dynamiques*, que celle des souffrances *matérielles* et *dynamiques* en même temps.

Hahnemann n'a prescrit, il est vrai, dans aucune partie de l'*Organon*, ni de la *Matière médicale*, ni de la *Doctrine des maladies chroniques*, d'une manière détaillée et générale, la loi thérapeutique du traitement des maladies dépendant manifestement d'altérations organiques ou de la présence de causes matérielles connues; mais, en premier lieu, il a laissé cette thérapeutique hors la loi du traitement des affections dynamiques; et, en second lieu, il a consigné, dans divers passages de ses grandes œuvres, tant dans l'*Organon* que dans le *Traité des maladies chroniques* et dans la *Matière médicale*, l'indication des cas où l'on peut et où l'on doit avoir recours à des doses *massives*, pour combattre ces genres de maladies en quelque sorte *matérialisées*.

Cependant, il faut en convenir, la doctrine hahnemannienne fondamentale est restée défectueuse et incomplète dans cette partie très-importante de la thérapeutique, et c'est là un travail que le grand réformateur a légué au zèle, à l'observation et au génie de ses disciples et successeurs.

Les uniques ou les principales indications que nous citerons des œuvres de Hahnemann, en ce qui concerne

cette grande section de la thérapeutique, sont les passages suivants :

Dans le cinquième canon de l'*Organon*, moins re-
marqué et moins médité certainement par les homœopathes *puristes* et par la foule des imitateurs serviles,
imitatores servum-pecus, il dit : « Quand il s'agit d'o-
pérer une guérison, le médecin s'aide de tout ce qu'il
peut découvrir, soit par rapport aux causes occasionnelles probables de la maladie aiguë, soit à l'égard des
principales phases de la maladie chronique, qui lui per-
mettent de trouver la cause fondamentale, généralement
due à un miasme chronique. » Et dans le septième,
après avoir dit qu'en toute maladie à l'égard de laquelle
il ne se présente point à écarter de cause qui manifestement l'occasionne ou l'entretienne, tout en ayant égard
à la présence possible d'un miasme et d'autres circonstances accessoires, la principale ou la seule chose dont
le médecin doive s'occuper est l'ensemble ou la totalité
des symptômes, l'auteur ajoute, dans une note : « Il va
sans dire que tout médecin intelligent commence par
écarter la cause occasionnelle ; ordinairement, ensuite,
les symptômes s'effacent d'eux-mêmes. Ainsi, on doit
éloigner les fleurs trop odorantes qui déterminent la
syncope et les accidents hystériques.... chercher à faire
rendre, par le vomissement, les baies de belladonne qui
ont pu être avalées.... » Et enfin, en signalant, dans le
canon 67, l'absurdité de la méthode palliative dans le
traitement des maladies, et en avertissant, dans le second
paragraphe, que seulement dans des cas extrêmement
pressants, où la vie en danger et la mort imminente ne
laisseraient point le temps nécessaire à l'action d'un

médicament homœopathique, il est permis et convenable de commencer au moins par ranimer l'irritabilité et la sensibilité à l'aide de palliatifs, tels que de légères commotions électriques, des lavements de café fort, des odeurs excitantes, l'action progressive de la chaleur, etc., Hahnemann, entraîné par la force de la vérité, et surtout par l'intérêt de la santé et de la vie des malades, ajoute, en terminant ce paragraphe : « Ici se rangent les antidotes de plusieurs poisons, les alcalis contre les acides minéraux, le foie de soufre contre les poisons métalliques, le café, le camphre (et l'ipécacuanha) contre les empoisonnements par l'opium, etc. »

Mais cet appendice est vraiment étranger à la matière dont traite ce paragraphe; c'est une espèce de digression, de superfétation ou d'exubérance inspirée, sans doute, en ce lieu, au sage inventeur des doses *infinité-simales*, par la crainte, en quelque sorte puérile, mais excusable chez le maître, que ses disciples, abusant de ses indications pour ces cas très-graves et urgents, n'abandonnassent insensiblement, dans la suite des temps, la thérapeutique essentiellement dynamique, qui est la règle générale de la médecine homœopathique, et qui réclame, dans la grande majorité des maladies, les doses *minimes* et les dilutions *infinitésimales*.

C'est ainsi que Hahnemann se hâte de blâmer et de conjurer, dans la note imprimée au bas de la même page, les prétentions et les abus de la nouvelle secte éclectique (celle des *insufficientistes*), qui s'appuie, dit-il, mais en vain, sur ce conseil pour admettre en tous points des exceptions à la règle et pouvoir appliquer des palliatifs allopathiques.

Certes, la très-importante question des empoisonnements de toute espèce, la question de toute la toxicologie homœopathique, méritait bien une place plus distinguée et éminente dans les œuvres du fondateur de l'homœopathie. Quelle analogie y a-t-il ou peut-on établir entre les asphyxies, la fulguration, la suffocation, la congélation, la submersion, etc.... et les empoisonnements par l'arsenic, le phosphore, l'acide prussique, l'opium, les cantharides, le curare et autres semblables ? Et, surtout, quelle parité établir entre l'application des palliatifs, tels que les commotions électriques, les odeurs excitantes ou l'action de la chaleur, et l'administration des antidotes que la toxicologie enseigne et conseille, et celle même des plus simples, comme ceux dont Hahnemann lui-même fait mention, les alcalis, le foie de soufre, le café, le camphre et l'ipécacuanha ?

Mais enfin Hahnemann n'a pas laissé de s'gnaler, comme exception à la règle générale de l'usage des médicaments *dynamisés*, des très-petites doses et des dilutions *infinitésimales*, l'administration scientifique des *antidotes*, dans les cas d'empoisonnement par des substances minérales et végétales. Qu'il soit donc établi que si, en ce cas, Hahnemann ne conseille pas explicitement et en propres termes l'administration de doses *massives*, *hautes* et *fortes* de médicaments, il la laisse au moins indiquée. Nous croyons, d'ailleurs, que nul ne pensera qu'un médecin si illustre, réfléchi et sage, ait voulu exclure de la catégorie des maladies les empoisonnements qui causent la mort en affectant, en même temps, matériellement et dynamiquement notre organisme et notre vie, ni rayer du catalogue des médicaments, à la fois

physiques, chimiques et dynamiques, les antidotes de
toute espèce qui neutralisent et détruisent les poisons
mêmes, comme leurs effets physiques, chimiques et dynamiques ; et enfin qu'un praticien si habile, expéri-
menté et éminent, eût pu concevoir l'idée absurde de
combattre et vaincre les *intoxications* produites par de
hautes, par d'énormes doses de substances vénéneuses,
avec des médicaments à très-faibles doses, par le *globule*
imbibé de quelque teinture mère, ou par l'incompara-
blement plus faible et atténuée *dynamisation infinitésimale*.

Il est donc un fait incontestable, qui résulte clairement et évidemment des passages de l'*Organon* que nous
analysons, c'est qu'il était dans la pensée du fondateur
de l'homœopathie d'excepter, et, en effet, il excepta, de la
règle générale de l'emploi obligé des doses très-faibles et
des médicaments *infinitésimaux*, au moins les maladies
dépendant manifestement d'altérations profondes d'organes importants ; celles produites et entretenues par des
causes occasionnelles connues, dont la séparation ou l'expulsion puisse être obtenue par des moyens mécaniques,
physiques, chimiques ou pharmaceutiques proprement
dits ; et celles que causent, entretiennent et développent
les poisons de toute sorte, c'est-à-dire les empoisonnements de toute forme et de toute nature ; et que, dans
tous ces cas et autres analogues, l'usage des doses pondérables, *massives* et *plus ou moins hautes* et *fortes* des
médicaments, est absolument nécessaire pour la guérison des malades, n'est pas en contradiction avec les lois
générales, légitimes et reconnues de la vraie doctrine
homœopathique, et enfin s'accorde parfaitement avec

les véritables opinions et doctrines de Hahnemann lui-même, quand elles ne sont pas exagérées au point de confondre la thérapeutique des affections essentiellement *dynamiques* de l'organisme, avec celle des maladies dépendantes d'*altérations organiques profondes;* avec la thérapeutique de celles qu'entretiennent divers agents morbides, reconnus comme causes occasionnelles et excitantes, que l'art peut séparer et éliminer de l'organisme; et enfin de celles très-graves et fréquemment mortelles qu'occasionnent, aux animaux et à l'homme, les substances essentiellement nuisibles et toxiques, connues sous le nom de poisons minéraux, végétaux ou animaux.

V

RÉPLIQUE A LA CINQUIÈME ASSERTION

Excursion historique. — Les premiers essais de matière médicale pure faits par Hahnemann, en 1790. — Exercice public de l'homœopathie par Hahnemann, en 1792. — Publication du premier ouvrage homœopathique par Hahnemann, en 1796. — Grands et nombreux succès de Hahnemann, dans trois épidémies, en 1797, avec les médicaments à doses massives, grandes et fortes. — Le camphre à doses massives recommandé par Hahnemann dans le traitement du choléra, en 1833, dans la Matière médicale pure *et dans le* Traité des maladies chroniques. — Exemples et conseils de Hahnemann sur l'usage exceptionnel des médicaments à doses pondérables et massives.*

Nous répliquons à la cinquième proposition de M. Pel-

licer, que l'ancien vice-président de la Société hahnemannienne de Madrid, ex-rédacteur du *Criterio médico*,
organe officiel de cette société littéraire, montre d'une
triste façon combien peu il est familiarisé avec la lecture des œuvres de Hahnemann, et même avec l'étude
qu'il recommande tant de la *Matière médicale pure*
hahnemannienne, quand il affirme, avec tant d'assurance et d'une manière si absolue, que ce grand médecin
n'employa jamais dans sa pratique, n'administra jamais
à ses malades, à titre de remède homœopathique, aucune
substance à doses *massives*, *hautes*, *fortes* et *grandes;*
et que, seulement au commencement de sa pratique,
quand il n'avait pas encore reçu les leçons de l'expérience, il faisait usage *des plus basses dilutions.*

Tous ceux qui connaissent avec quelque exactitude
la vie, les travaux et les œuvres du fondateur de la médecine homœopathique, savent qu'en 1790, Hahnemann
fit sur lui-même les premiers essais de *matière médicale
pure avec le quinquina*, et découvrit la remarquable
propriété que possède cette substance médicinale de produire une *fièvre intermittente;* fait qu'il rapporte dans
une note imprimée page 576, du tome IIIe du traité de
Matière médicale ou *de l'action pure des médicaments
homœopathiques*, traduit par J.-L. Jourdan. On sait
également que, successivement et sans interruption, il
expérimenta également sur lui-même le *mercure*, la
belladone, la *digitale pourprée*, la *coque du Levant*, et
autres médicaments; qu'il commença à exercer l'homœopathie publiquement en 1792, étant médecin directeur de l'hôpital des aliénés de Georgenthal, où il opéra,
entre autres, la guérison, qui eut alors une grande cé-

lébrité et renommée, du savant Klockenbring, secrétaire
de chancellerie de Hanovre ; qu'en 1795 il s'établit à
Konigslutter, où il obtint, de l'application de sa méthode, de nombreuses et brillantes guérisons dans une
épidémie de scarlatine (à Helmstadt, près Konigslutter)
par la *belladone*, dont il avait découvert et vérifié les
propriétés comme moyen préservatif et curatif ; et
qu'enfin, en 1796, il publia, dans le *Journal de Hufe-
land*, son premier écrit sur sa doctrine médicale homœopathique sous le titre d'*Essai sur un nouveau moyen
d'arriver à la connaissance des propriétés médicamenteuses* (1).

Par ce rapide coup d'œil historique sur les premiers
pas de la doctrine hahnemannienne, on voit que Hahnemann, le grand inventeur de la loi des semblables, le
génie créateur de l'homœopathie, était homœopathe pur
et conséquent avec ses propres principes, dès 1790, et
homœopathe pratique et consciencieux, au moins dès
1792, où il traita par sa méthode tous les malades de
l'hôpital dont il était chargé.

Voyons donc, maintenant, comment ce grand expé-
rimentateur employait, alors, divers médicaments importants et même héroïques, suivant la loi homœopathique, et quels résultats il obtenait de leur application.

Dans un mémoire publié dans le *Journal de Hufe-
land* et plus tard reproduit dans une œuvre intitulée
Études de médecine homœopathique, par le docteur
S. Hahnemann, on lit une curieuse esquisse de trois épi-

(1) Aug. Rapou (de Lyon), *Histoire de la doctrine médicale homœopathique*, t. II, p. 296, 2.8. — Léon Simon, *Vie et travaux de Hahnemann* (*Cr-
ganon*, p. 13.)

démies de fièvres continues et rémittentes, dans le traitement desquelles Hahnemann seul fut heureux, guérissant la majorité et presque la totalité des cas graves, par l'administration des médicaments selon la méthode homœopathique, tandis que ces mêmes cas traités par les divers procédés de la médecine ordinaire avaient, pour le plus grand nombre, une terminaison funeste dès les premiers jours de la maladie.

Les deux premières épidémies affectaient spécialement les enfants, et, dans la seconde, les enfants même de Hahnemann furent atteints; mais la dernière s'étendait indistinctement à toute classe de personnes et à tous les âges.

Dans la première, après avoir employé *arnica* avec peu de succès, « la brièveté des périodes d'une part, dit l'auteur, et d'autre part la plénitude de la poitrine, la dyspnée et la toux suffocante s'opposèrent à l'emploi du *quinquina*. La *fève de Saint-Ignace*, au contraire, produisit des résultats vraiment surprenants. Je la prescrivis à la dose de demi à deux tiers de grain, toutes les douze heures, aux enfants de 9 mois à 3 ans; de un grain à un et demi à ceux de 4 à 6 ans; de 2 à 3 grains, à ceux de 7 à 12 ans. En général, cette substance paraît convenir plus que le *quinquina* dans les fièvres intermittentes caractérisées spécialement par la plus longue durée de la chaleur. La fièvre cessa dans l'espace de deux à trois jours, sans laisser de trace ni de lassitude. » (*Études de médecine homœopathique*, Paris, 1850, p. 117 et 118.)

Dans la seconde, dont Hahnemann lui-même fut atteint, l'auteur dit, entre autres choses: « Le *quinquina* et la *fève de Saint-Ignace*, administrés à doses faibles ou à doses fortes, aggravaient l'état des malades. L'*arnica*, palliant la mauvaise humeur, la céphalalgie, etc., ne produisait qu'un effet antisymptomatique, sans con-duire à l'amélioration.

« L'immobilité de la pupille, la douleur compressive, dans la région précordiale et autour de l'ombilic, non moins que la sensation générale de tension dans tout le corps ; l'assoupissement, la prostration peu apparente des forces et l'amélioration par des sueurs accidentelles ; le bien-être produit par l'usage de la chair de porc, qui exerce une action très-prononcée sur la contractilité de la fibre ; enfin, l'aggravation provoquée par le vent du levant ; tous ces symptômes m'induisaient à considérer l'*opium* comme le remède indiqué... Je prescrivis à un enfant de 5 ans la cinquième partie d'un grain, pour le matin, avant l'accès ; trois dixièmes de grain à un autre enfant de 7 ans ; sept vingtièmes à un autre de 10 ans, et moi-même je pris un demi-grain. Les accidents dis-parurent entièrement pendant ce jour. Douze heures après, vers le soir, j'administrai d'autres doses beaucoup plus faibles du même médicament, et la fièvre ne reparut plus, ni le lendemain, ni les jours suivants ; l'étreinte cessa également. Les malades étaient guéris. » (*Études de médecine homœopathique*, p. 118 à 121.)

Dans la troisième, Hahnemann dit : « Dans le mois d'avril, il régna une *influence* essentiellement différente de celle qu'on avait observée cinq ans auparavant. »

« Dans l'épidémie de 1792, à peine restait-il un tiers des habitants exempts d'une fièvre offrant tous les sym-ptômes d'une affection rhumatico-catarrhale et sans dan-

ger, si ce n'est pour les personnes débilitées, les phthi-
siques et les personnes âgées. Dans l'*influence* de 1797,
au contraire, presque les neuf dixièmes ne souffrirent
que de légères atteintes du mal et sans fièvre ; mais le
dernier dixième éprouva de la fièvre et courut un péril
réel. »

Hahnemann décrit ensuite les symptômes et la marche
de la maladie, qui, dans les cas graves, offrait, entre
autres souffrances, une vive ardeur pendant six, douze
heures ou plus, et même jusqu'à la mort, qui arrivait
le quatrième, le septième ou le quinzième jour.

« L'*opium* calmait la douleur et modérait les sueurs
excessives, ainsi que le délire et la tendance au sommeil ;
mais il augmentait les étreintes, et, en général, ne pa-
raissait pas guérir le mal radicalement.

« Le *camphre*, au contraire, dépassait tout ce que
l'on pouvait espérer ; il était efficace et, pour ainsi dire,
spécifique, dans toutes les périodes de l'affection, accompagnée ou non de fièvre, surtout quand on l'administrait
le plus tôt possible et à *fortes doses*. Grand nombre de
malades guérissaient dans l'espace de quatre jours,
malgré les signes les plus graves. »

Ce que dit Hahnemann, dans les pages suivantes, touchant l'administration de ce puissant médicament, dans
l'épidémie qu'il décrit, est vraiment curieux, dans la
question présente, et surtout édifiant pour M. Pellicer
qui nous recommande tant l'étude des œuvres de ce
grand médecin.

Nous les résumerons en peu de lignes :

« Au commencement, dit-il, j'employais le *camphre*
avec beaucoup de réserve et n'administrais aux sujets

adultes pas plus de 15 à 16 grains par jour, dans du lait d'amandes ; mais bientôt je m'aperçus que, pour obtenir un soulagement prompt, il était nécessaire de le donner, même aux sujets faibles, à la dose de *trente grains*, et à d'autres plus robustes à celle de *quarante*, dans les vingt-quatre heures. » — « Jamais le résultat favorable ne se faisait attendre. » — « Les forces se rétablissaient très-promptement, ainsi que l'appétit et le sommeil, l'abattement se changeait en force et en espérance, et le malade recouvrait la santé sans y penser. »

« Je crains, continue Hahnemann, que cette prompte disparition des symptômes, de l'enduit jaune, gris, noir de la langue, du goût nauséabond et amer, des étreintes du ventre et des nausées, dissipés souvent dans les vingt-quatre heures, par le seul usage du *camphre* administré *à fortes doses*, ne soit pas du goût des partisans orthodoxes de l'école saburrale. La nature, il est vrai, se refuse souvent à se plier aux exigences des systèmes. Malheur au médecin dogmatique qui s'opiniâtre à lutter avec elle ! »

« Toutes les fois que je fus appelé à temps et que la maladie, malgré la gravité de son invasion, eut disparu radicalement dans les quatre jours ou dans les sept au plus, il ne restait jamais aucun symptôme, pas même la lassitude. »

L'auteur rapporte ensuite le cas d'une dame nerveuse et d'un talent distingué, qui, violemment attaquée de la maladie, après la mort d'une personne très-chère, fut complétement guérie dans l'espace de sept à huit jours, après avoir pris de 15 à 18 grains de *camphre* dans les deux premiers jours ; une autre dose du même

7

médicament, le troisième ; 30 grains dans les vingt-quatre heures suivantes ; autres 36 au cinquième jour ; 40 au sixième, et encore 30 autres au septième et au huitième ; total : de 150 à 200 grains !!! (1) d'une substance médicamenteuse si énergique, et le tout sans incommodité ni suites fàcheuses.

L'auteur fait encore mention d'autres cas traités avec succès par des quantités considérables de *camphre*, et, vers la fin de l'épidémie, lorsque les symptômes varièrent un peu, avec le *ledum palustre* à doses *massives*, avec le *quinquina*, la *fève de Saint-Ignace* et l'*aconit*.

Mais tous ces traitements sont pâles et de peu d'importance à côté du cas que nous venons d'indiquer.

Enfin, nous ne voulons pas passer sous silence l'assertion collective qu'imprime Hahnemann à la suite du cas de la dame nerveuse, déjà cité :

« Je ne connais, dit-il, qu'*un cas sur plus de cent*, où le *camphre* ait échoué. » (*Études de médecine homœopathique*, p. 136 et 137.)

Le mémoire que nous venons de résumer est suivi de l'histoire de quelques maladies périodiques du type hebdomadaire, et, dans le premier des cas que l'auteur rapporte, nous trouvons un jeune homme affecté de paroxysmes asthmatiques très-intenses, suivis de grandes lassitudes, se reproduisant périodiquement tous les huit jours, qui furent une fois notablement soulagés par l'administration de *huit grains de la fève de Saint-Ignace*, et complétement guéris, sans laisser le plus léger

____

(1) Le manque de précision dans la relation des prescriptions des trois premiers et des deux derniers jours laisse en doute si la quantité totale du *camphre* pris par la malade fut de 154 grammes ou de 220.

vestige, par *deux drachmes de quinquina*, pris dans la matinée, et *une drachme* après manger, suivies *de la répétition de deux autres doses successives.* (*Études de médecine homœopathique*, p. 121 à 135.)

Là, M. Pellicer et ses collègues peuvent voir Hahnemann, homœopathe, Hahnemann, fondateur de l'homœopathie, enfin, Hahnemann exterminateur des systèmes hypothétiques et des thérapeutiques allopathiques, traitant par centaines ses malades *homœopathiquement*, non avec des *doses et atténuations infinitésimales*, alors inconnues ; non plus qu'avec *les premières ou les plus basses dilutions ;* mais avec des *doses fortes, très-fortes, énormes* de médicaments énergiques et presque héroïques, deux et trois fois plus hautes, fortes et grandes que celles qu'oseraient employer aujourd'hui les médecins allopathes les plus hardis et les plus confiants dans les vertus de leurs médicaments, et cela avec les plus heureux résultats, en obtenant les guérisons les plus sûres, les plus nombreuses et surprenantes.

Mais, dira peut-être M. Pellicer, en lisant ces observations et descriptions de la pratique de Hahnemann, faites de main de maître et *more hippocratico :* ce sont là des antiquailles qui n'ont rien à voir avec l'homœopathie de notre temps ; et dès que le fondateur découvrit la vertu, l'efficacité des doses *infinitésimales*, il relégua et dut reléguer à l'oubli les doses *pondérables, massives, fortes* et *grandes.*

A cela nous répondrons, avec un grand philosophe : *Antiquitas et novitas non sunt cum veritate æstimandæ ; et quod antiquum aut recens est, non perinde verum aut falsum est :* L'ancienneté ou la nouveauté ne doivent pas être mises en parallèle avec la vérité ; ancienne ou nouvelle, une chose n'est pas pour cela vraie ou fausse.

Est-il ou non certain que le grand réformateur de l'art de guérir obtint, avec ces doses hautes, fortes, énormes de médicaments énergiques, des triomphes surprenants, des guérisons très-nombreuses et de la plus haute importance? Si cela est certain, comme personne n'a le droit d'en douter, Hahnemann nous laisse, dans ce fait, d'utiles et glorieux exemples à imiter, dans des cas plus ou moins analogues.

M. Pellicer veut-il maintenant de nouveaux faits, empruntés à la pratique de Hahnemann, dans des temps plus récents et jusqu'à ses dernières œuvres, qui puissent servir d'exemple pour l'emploi des doses *pondérables ou massives dans les traitements homœopathiques?* Nous les tirerons du traitement du *choléra-morbus asiatique* et des traités de *Matière médicale pure* et des *Maladies chroniques.*

Dans le mémoire que, sous le titre de *Application de l'homœopathie au traitement du choléra spasmodique ou asiatique,* Hahnemann publia en 1833, nous lisons, entre autres choses remarquables, ce qui suit : « Quand le choléra survient pour la première fois, il commence toujours par sa première période, caractérisée par des crampes toniques ; il y a prostration subite des forces du malade, etc., etc. »

« C'est dans cette première période que l'on peut donner de prompts secours, en administrant le *camphre.....* On doit donc faire prendre au malade, *aussi souvent que possible, mais au moins toutes les cinq minutes, 1 ou 2 gouttes d'esprit-de-vin camphré* (composé d'une partie de *camphre* dissoute en douze parties d'*alcool*) sur un morceau de sucre ou dans une cuillerée d'eau. »

Avec de la flanelle imbibée du même *alcool camphré*, on fera des frictions sur les bras, la poitrine et les jambes ; on pourra aussi donner un lavement composé de demi-livre d'eau chaude et deux cuillerées à café, au moins, du même médicament, et, de temps en temps, on fera des fumigations avec le *camphre*, sur une plaque de fer chaude, afin que, si le malade ne peut avaler à cause des crampes des mâchoires, il reçoive cependant la bonne influence du *camphre*, qui pénétrera dans les poumons par la respiration. Plus tôt seront mis en pratique ces moyens, à la première atteinte de la maladie, plus sera prompte et sûre la guérison du malade, qui peut s'opérer dans l'espace de deux heures. » (*Études de médecine homœopathique*, p. 248 et 249.)

Ce ne sont point là, comme il est facile de le comprendre, *des doses et dilutions infinitésimales*, ni moins encore. Ce sont des doses *pondérables, concentrées, massives* et *très-massives ;* sinon aussi grandes et fortes que celles des épidémies de 1797, du moins suffisantes pour saturer de *camphre et d'esprit-de-vin* le malade par toutes les surfaces, conduits, cavités et pores de son corps.

Dominé, et, jusqu'à un certain point, ébloui par sa grande découverte des propriétés merveilleuses des dilutions *infinitésimales*, Hahnemann se montre, d'année en année, plus réservé dans l'emploi du médicament en substance, concentré, sans dilution, ni atténuation ; mais cependant, dans la *Matière médicale pure*, et, en particulier, dans le *Traité des maladies chroniques*, il reste des vestiges incontestables de cette pratique, qui auparavant était pour lui habituelle, courante et étendue, avec laquelle il avait remporté les grands triomphes qu'il rapporte lui-même, dans le traitement de maladies très-graves, dangereuses et pressantes. Ainsi, dans les prolégomènes de la *Matière médicale pure*, pour condescendre aux désirs que lui avaient manifestés diverses personnes, qu'il donnât quelques exemples de guérisons homœopathiques, il en expose deux seulement se rapportant à des maladies aiguës. Des deux exemples, le premier est celui d'une blanchisseuse robuste qui offrait, bien caractérisé, un tableau de symptômes correspondant à la *bryone*. Hahnemann la guérit avec ce qu'il appelle lui-même une des plus fortes doses homœopathiques, avec une goutte entière du suc concentré de *bryone*. Cela suffit : dans les vingt-quatre heures cette femme était complétement guérie d'une maladie qui datait déjà de trois semaines. (*Traité de matière médicale*, tome I, p. 85 et 86.)

L'aurait-il mieux guérie avec la 30e dilution du même médicament ?

On objectera peut-être que ce n'est là qu'un seul cas, et que cela ne prouve point que Hahnemann employât, à cette époque, dans d'autres cas de sa pratique, des doses *massives* ou concentrées de médicaments homœopathiques. Mais alors nous répondrons : Pourquoi Hahnemann, n'ayant publié, dans toutes ses œuvres, que ces deux exemples de guérisons homœopathiques, comme modèles de l'application de sa méthode thérapeutique, expose-t-il dans le premier un traitement par des *doses massives* suivi d'un résultat prompt et très-heureux?

Usant, donc, de notre propre jugement, nous déduisons facilement de cet exemple modèle qu'en admettant que Hahnemann n'employât pas dans sa pratique les *doses massives* de ses médicaments comme règle, ce qui résulte, en effet, clairement de ses conseils et de ses sages recommandations en faveur des doses *infinitésimales* et contre les doses *hautes, fortes et grandes*, il appliquait et administrait *ces mêmes doses pondérables, massives* ou *concentrées*, comme exception à la règle, dans les cas et circonstances où il convenait de les employer, selon sa probité médicale et son tact éminent de praticien.

Enfin, en exposant sa doctrine homœopathique sur la nature des maladies chroniques, en tête de son traité de ces maladies, la dernière de ses grandes œuvres, dans l'ordre chronologique, Hahnemann public une observation synthétique que ne devraient jamais oublier les praticiens et surtout les homœopathes fanatiques qui se font un point d'honneur de ne pas sortir du cercle étroit des hautes *dynamisations*, même dans le traitement curatif exceptionnel de certain nombre de maladies déterminées et extraordinaires.

Après avoir prévenu que l'application d'un globule à sec sur la langue et l'olfaction du globule homœopathique sont les doses les plus petites et les plus faibles de nos médicaments, et que, cependant, il est des personnes assez impressionnables pour pouvoir être guéries par ces doses de légères maladies aiguës, Hahnemann dit : « On voit donc que la diversité infinie qui règne entre les malades, en ce qui concerne leur excitabilité, leur âge, leur développement physique et moral, leur force vitale, et surtout la nature de leur maladie (tantôt naturelle et simple, mais récente; tantôt naturelle et simple, mais ancienne; tantôt compliquée par l'association de plusieurs miasmes; ou, enfin, et c'est ici le cas le plus commun et le plus grave, défigurée par un traitement médical mal conçu), doit imposer aussi une diversité non moins grande dans la manière de les traiter et dans la détermination des doses à leur administrer. » (*Doctrine et traitement des maladies chroniques*, tome I, p. 211.)

Pour terminer ces considérations, nous ajouterons : que Hahnemann en traitant, dans le chapitre de la sycose, des blennorrhagies et des blennorrhées, qui dépendent du miasme sycosique et des excroissances qui en sont l'origine, dit toutefois que celles qui ne dépendent pas de ce miasme peuvent être guéries soit avec *une goutte de suc récent de persil*, quand le fréquent besoin d'uriner indique l'emploi de ce médicament, soit avec une petite dose de suc de *cannabis*, etc.; et il ajoute encore à la page suivante que, *dans les cas* les plus invétérés et les plus graves, il faut toucher les excroissances les plus grandes, une fois par jour, avec le suc entier des feuilles récentes de *thuya*, dilué avec parties égales d'esprit-de-vin. (*Doctrine et traitement des maladies chroniques*, tome I, p. 118 et 119.)

Assez de citations et de commentaires. Il nous semble que nous n'avons pas été trop avares de faits et de notices tirées des œuvres vraies et reconnues de Hahnemann, pour prouver à M. Pellicer qu'il a manqué de mesure et de circonspection en nous disant de son ton magistral : « Hahnemann était, pour le moins, aussi désireux de succès que le docteur Hysern, et il ne viendra à l'esprit de personne qu'il n'eût pas compris le vrai sens de ces guérisons qu'il nous a fait connaître; et, nonobstant, jamais, *que nous sachions*, il n'administra à ses malades, à titre de remède homœopathique, *aucune substance* à doses *massives, hautes, fortes* et *grandes.* »

D'où il résulte clairement que *ce que sait* M. Pellicer des œuvres et écrits du fondateur de l'homœopathie, C. S. Hahnemann, est peu de chose, lorsque des faits si notables et si nombreux, des préceptes si importants et si clairs du grand maître de la médecine homœopathique, ne sont point parvenus à sa connaissance; ce qui n'empêche pas que l'ex-vice-président de la Société hahnemannienne de Madrid ne s'estime non-seulement un homœopathe pur et hahnemannien, mais capable d'enseigner, à ceux qui ont pu un jour être ses maîtres, le chemin qu'ils doivent suivre pour être des homœopathes entendus, profonds, légitimes et orthodoxes. *O curas hominum ! o quantum est in rebus inane!* dirait ici Properce.

VI

RÉPLIQUE AUX 6ᵉ ET 7ᵉ ASSERTIONS.

L'empirisme scientifique ancien. — L'empirisme vulgaire moderne. — L'empirisme rationnel de Hahnemann et de l'homœopathie. — Trépied de l'empirisme ancien ; addition d'un nouvel analogisme par Hahnemann. — Notre empirisme dans la thérapeutique exceptionnelle par les doses massives est celui de la pratique raisonnée de la doctrine homœopathique. — Caractère toxique ou vénéneux des maladies paludiques. — Intensité et extension de l'infection, dans les pernicieuses. — Lésions organiques profondes dans ces dernières. — Leurs signes précurseurs et concomitants. — Nos observations et découvertes. — Dangers, urgence et caractère insidieux de ces maladies. — Occasio præceps d'Hippocrate. — La thérapeutique des fièvres lymnhémiques pernicieuses correspond à celle des infections vénéneuses ou des empoisonnements par infection et des lésions profondes des organes importants. — Le guide sûr pour la mesure des hautes doses de médicaments, dans ces maladies et autres semblables, se trouve uniquement dans l'attention, le soin, le scrupule apportés à l'observation clinique.

Nous répondons aux objections sixième et septième, que c'est une erreur de M. Pellicer de croire et de soutenir que, quand nous avons recours aux *doses pondé-*

rables, massives, hautes, fortes et jusqu'aux très-fortes et grandes de médicaments héroïques, spécifiques, indiqués pour conjurer sûrement les périls imminents et sauver la vie des hommes, dans les maladies *lymnhémiques* ou *paludiques, légitimes et pernicieuses et en d'autres analogues très-graves et urgentes,* nous abandonnons le chemin de l'homœopathie, pour adopter les remèdes *empiriques* de la médecine ordinaire; que la doctrine hahnemannienne rejette nos opinions; que notre pratique appartient à l'*empirisme* et non à cette médecine réformatrice, que défendent M. Pellicer et ses collègues; et, enfin, que cette pratique tombe sous l'anathème lancé par Hahnemann, contre ceux qui, à titre de remède homœopathique, administrent les médicaments à ces doses.

Rien de plus facile que de démontrer, jusqu'à l'évidence, la vérité et l'exactitude de notre réplique, tant dans le champ de la théorie, que dans le vrai et légitime terrain de la pratique et de l'expérience.

Mais il est nécessaire, avant tout, de nous entendre sur la vraie et pure signification que nous donnons ici au mot *empirisme;* noble titre, autrefois d'une école médicale et philosophique très-respectable, et synonyme humiliant, aujourd'hui, de la pratique routinière, irréfléchie et sans autre règle que le hasard ou le caprice, pour combattre en aveugle les maux qui affligent nos semblables.

Si, par *empirisme,* on doit entendre la médecine de l'observation et de l'expérience guidée par la raison, nous nous déclarons, de suite, partisans très-décidés *de la médecine empirique,* telle que la professaient dans l'antiquité les adeptes de l'école de ce nom, avec les modifications, améliorations et développements qu'elle a reçus des grands génies de la science et de l'art médical, jusqu'à nos jours.

Ce noble et rationnel empirisme, c'est celui que professèrent et enseignèrent les grands praticiens de tous les âges, les Hippocrate, les Baglivi, les Sydenham, les Hahnemann.

En ce sens, l'homœopathie n'est autre chose, dans son ensemble, qu'*une médecine empirique* (médecine de l'expérience, de ἐμπειρία, expérience) perfectionnée et complétée par un principe nouveau, par un nouvel *analogisme* ignoré de Sérapion, de Sextus et autres fondateurs et disciples de la *secte empirique : l'analogisme des symptômes de la maladie, avec les symptômes du médicament.*

L'homœopathie, en effet, établit sa méthode de thérapeutique, sur l'observation directe des malades, *autopsia* des anciens empiriques ; sur l'étude comparative des histoires d'autres malades semblables à ceux que l'observateur a sous les yeux ou différents, *historia* des anciens empiriques ; sur la ressemblance ou analogie des maladies entre elles, ou des médicaments entre eux, *analogisme* des anciens empiriques ; et, enfin, sur la ressemblance des symptômes de chaque maladie individuelle, avec les symptômes que produit chaque médicament en particulier, administré à l'homme sain, dans les *expérimentations pures*, et l'appropriation des doses, triturations et dilutions des mêmes médicaments, dans toute l'échelle posologique, depuis les pondérables et *massives*, jusqu'aux plus hautes dynamisations *infini-*

tésimales, aux diverses maladies particulières et à leurs divers degrés, à leurs différents états, formes et transformations ; depuis les lésions mécaniques des infections et empoisonnements matériels, et des altérations profondes, dans la constitution physique et matérielle des organes, jusqu'aux souffrances essentiellement dynamiques, occasionnées, produites et entretenues par des causes manifestement et positivement immatérielles comme les souffrances de l'esprit et les fatigues intellectuelles et morales ; dernier fondement de l'application pratique de la doctrine *des semblables* au traitement et à la guérison des maladies, qui est, en dernier résultat, la grande conquête, la grande découverte de notre âge, le principal titre de gloire, la couronne impérissable du grand fondateur de l'école homœopathique et du véritable art de guérir, fondé sur les solides bases de l'observation et de la raison, qui, comme dit l'illustre Georges Baglivi, sont les deux pôles principaux sur lesquels tourne toute la médécine.

Le principe fondamental de l'homœopathie, le *similia similibus curantur*, exclusivement et essentiellement empirique, déduit immédiatement de l'observation des faits, est la généralisation, l'abstraction, la synthèse pure des mêmes faits et de l'expérience ; l'application de ce principe, dogme ou axiome, au traitement curatif des maladies, est la détermination *empirique ou empirico-rationnelle de l'analogie des symptômes d'une maladie naturelle présente, avec les symptômes antérieurement étudiés et connus d'une maladie artificielle, produite par l'administration expérimentale du médicament à l'homme en état de santé ;* l'*histoire* des faits d'observa-

tion pratique, guéris ou modifiés, par l'administration
de médicaments déterminés, dans des maladies déterminées, est la confirmation essentiellement *empirique* des
vertus curatives des médicaments, dans le traitement et
la guérison de ces maladies ; enfin, l'étude et la détermination des *analogies* entre les symptômes de diverses
maladies comparées entre elles, et les symptômes de divers médicaments comparés entre eux, sont d'autres
guides pratiques, non moins essentiellement *empiriques*,
pour l'application la plus sûre et la plus large du principe de la similitude, à la thérapeutique individuelle des
malades, à la guérison des maux et des souffrances qui
les affligent.

Donc, l'homœopathie, ainsi considérée dans sa doctrine fondamentale, comme dans son application et dans
son exercice, *est une méthode essentiellement empirique
ou au moins empirico-rationnelle*, dont les procédés
sont l'*autopsie*, l'*histoire* et l'*analogisme*, qui constituent ce qu'on appelait anciennement le *trépied de l'empirisme;* et de plus l'application thérapeutique des médicaments ou traitement des maladies, *fondée sur la ressemblance de la totalité des symptômes d'une maladie,
avec l'ensemble des symptômes d'un médicament, qui
est le quatrième membre de la médecine de l'expérience*, œuvre spéciale et exclusive du génie du grand
Hahnemann, cultivée, développée, augmentée, perfectionnée, purifiée et consolidée, par les travaux incessants
et par les efforts herculéens de l'école homœopathique.

Nous nous tenons donc très-honorés d'être appelés
empiriques à la manière de Hahnemann et de ses dis-

ciples distingués, légitimes héritiers de sa méthode, de sa doctrine et de sa gloire.

Il est vrai que les *thèses empiriques*, les pures déductions et généralisations des faits, sont accompagnées et suivies, dans les œuvres de la doctrine homœopathique, à commencer par celles de Hahnemann lui-même, d'*hypothèses* inséparables de toute science expérimentale; à cette catégorie appartiennent *les théories du principe vital, de ses modifications, désaccords, actions et réactions*, le dynamisme des maladies et celui des médicaments, la thérapeutique substitutive, la doctrine des miasmes chronique, psorique, sycosique, syphilitique, etc. ; mais ces *théories*, plus ou moins légitimes et fondées en bons principes de philosophie médicale, ne constituent point l'art, mais plutôt la science de guérir ; ce sont des ornements intéressants, nécessaires, si l'on veut, pour élever la doctrine à la dignité et au rang de *science* proprement dite, mais nullement indispensables pour exercer l'*art* et appliquer ses principes à l'utilité et à l'avantage des malades.

Néanmoins, si l'on veut entendre par *empirisme* l'aveugle *routine*, sans guide et sans boussole, le traitement des maladies par la *pure pratique*, sans principes, sans discernement et à l'aventure, c'est là un *empirisme qui frappe à l'aveugle* du même coup et le malade et la maladie. Non-seulement nous refusons notre appui et notre adhésion à *cet empirisme*, non-seulement nous l'excluons de notre pratique, mais nous le rejetons, le condamnons et anathématisons comme une plaie, comme une calamité de l'art médical.

« Les empiriques, disait Bacon (et il entendait par

empiriques les partisans des pratiques routinières), les
empiriques, semblables aux fourmis, ne savent qu'amas-
ser et user; les rationalistes (1), semblables aux arai-
gnées, font des toiles qu'ils tirent d'eux-mêmes; le pro-
cédé de l'abeille tient le milieu entre ces deux : elle
recueille ses matériaux sur les fleurs des jardins et des
champs, mais elle les transforme et les distille par une
vertu qui lui est propre. »

Notre *empirisme* est celui de l'*abeille qui tient le milieu* de l'illustre chancelier philosophe; c'est l'*empirisme rationnel* de Hahnemann et de toute l'école homœopathique légitime et orthodoxe.

Essayons donc, si nous pouvons démontrer, comme
nous l'espérons, que l'administration des médicaments
que nous employons et conseillons d'employer à *doses
massives, tantôt grandes, tantôt très-grandes et fortes,*
en certains cas très-urgents de fièvres légitimement
lymnhémiques ou paludéennes pernicieuses, appartient
légitimement à l'*empirisme de Hahnemann* et de l'é-
cole homœopathique modérée et discursive, et nullement à la pratique routinière des *modernes empiriques,*
qui, sans principes ni critérium, emploient les médicaments sur le simple et grossier *analogisme de maladie
à maladie;* que l'usage et l'administration de ces médicaments à *doses massives et hautes* sont contenus dans
la doctrine hahnemannienne et concordent parfaitement
avec elle, consentis, indiqués et plus ou moins clairement exprimés en diverses parties de l'*Organon* de
l'art de guérir.

(1) *Rationnel,* dans le langage de Bacon, est synonyme de *dogmatique, spé-
culatif* ou *théorique.*

En effet, les maladies *lymnhémiques* ou *paludiques* ne peuvent être considérées aujourd'hui comme les fièvres gastriques, catarrhales, typhoïdes, éruptives, nerveuses, etc., affections essentiellement et uniquement dynamiques, ou produites et entretenues par des causes essentiellement et uniquement dynamiques, toujours et dans tous les cas d'une ténuité *infinitésimale*, comme les hautes *dynamisations* homœopathiques ; puisqu'il existe des faits suffisants pour soupçonner et même pour croire que les agents producteurs de ces maladies paludiques sont des matières végétales, soit mortes et en état d'*émanation putride*, soit vivantes et en état de *germination*, de *spores microscopiques* de nature maligne et vénéneuse, comme le sont beaucoup de plantes agames ou cryptogames, telles que les mousses, l'oïdium et autres analogues, ce qui semble résulter de diverses observations et expériences faites récemment aux États-Unis d'Amérique. Ces maladies, nées des *émanations des marais* sont donc considérées, et doivent l'être, comme de vraies *intoxications*, de vrais *empoisonnements miasmatiques*, plus ou moins tenaces, plus ou moins intenses et profonds, plus ou moins dangereux ou mortels, déterminés, à ne pas en douter, par l'absorption matérielle de quantités variables, petites ou grandes, dans de nombreuses occasions, de ces substances nuisibles et *pyrétogènes*.

Que l'absorption matérielle de ces *émanations* toxiques soit une cause principale et nécessaire de la production et du développement de semblables maladies, la preuve en est que toutes les causes qui favorisent les absorptions, telles que l'affaiblissement du corps, les passions dépressives, les refroidissements, les suppressions de la transpiration, et autres analogues, favorisent puissamment le développement de ces fièvres.

Nos nombreuses observations et quelques découvertes que nous avons faites de certains caractères symptomatiques, qui distinguent les maladies paludéennes et révèlent, en bien des cas, leur plus ou moins grande intensité, gravité et péril, comme en divers autres, leur ancienneté et leur marche aiguë ou chronique, confirment l'opinion, aujourd'hui très-acceptable et presque démontrée, du caractère toxique et virulent de toutes ces maladies.

Entre autres nombreux caractères symptomatiques que nous avons observés dans ces maladies paludiques, il en est un, et de grande importance : la *végétation sur la base et parfois sur toute la surface de la langue, d'une substance plucheuse et velue*, molle et souple, mais tenace et fortement enracinée dans l'enduit épithélial, semblable par son aspect tantôt à une *conferve* et tantôt à des *mucédinées*. Cette production, en ce qu'il apparaît de l'épithélium, semble résulter d'une *prolongation* ou d'une *végétation* des étuis épithéliaux des papilles linguales; mais nous avons observé qu'elle naît aussi et s'enracine fortement à la surface des corps étrangers et inertes qui s'introduisent et se maintiennent dans la bouche, comme, par exemple, les dentures artificielles, sur l'émail desquelles elle adhère avec force, les ronge et les détruit; qu'elle s'imprègne positivement de toutes sortes de matières colorantes qui passent sur elle, comme il arrive pour les corps spongieux organiques des derniers degrés du règne animal et du règne végétal ; qu'elle produit une odeur et une saveur spéciales, fades, fétides et nauséabondes ; qu'elle tombe en se détachant insensiblement, à mesure que la maladie s'améliore ou se guérit ; tandis que, au contraire, elle s'accroît, se développe, augmente d'épaisseur et étend ses filaments à mesure que la maladie s'aggrave et devient dangereuse ; de sorte que nous n'avons vu aucun cas de fièvre paludéenne pernicieuse dans laquelle cette *végétation* ne nous ait offert, comme précurseur ou concomitant de la gravité et du péril, un prolongement considérable ou un notable gonflement de ses *villosités confervoïdes* ou *mucédinées.*

Cette végétation serait-elle *une simple prolongation des étuis épithéliaux* de la membrane tégumentaire de la langue ? Serait-ce *une vraie substance végétale* développée par des *spores* enracinées dans cette membrane et analogues aux *mousses*, aux *mucédinées*, aux *conferves* ou à l'*oïdium de la vigne,* auquel elle ressemble beaucoup examinée au microscope ? Nous l'ignorons ; nous penchons vers la dernière opinion ou, pour mieux dire, vers la dernière conjecture ; mais nous n'avons pu, jusqu'à ce jour, le démontrer par des faits positifs et évidents. Cependant, comme nous croyons que cette production essentiellement morbifique et nuisible, plus ou moins étendue probablement aux organes internes, joue un rôle de grande importance, comme cause, comme symptôme et comme signe de ces maladies rebelles et parfois très-dangereuses et urgentes, nous proposerons à la Société homœopathique de France, à laquelle nous avons offert de présenter le mémoire que nous rédigeons sur diverses formes de maladies *lymnhé-*

miques, que si, un jour, les efforts de quelque observateur, plus habile que nous dans l'usage du microscope, ou plus heureux, parvient à découvrir que cette
production est réellement une substance *végétale* ou un
animal vivant, comme une plante *agame* ou *crypto-
game*, comme les *mousses*, les *lichens*, les *conferves*, la
végétation de l'*herpes tonsurans* de l'homme ou l'*oïdium*
des vignes, qu'on la nomme d'après son origine *paludéenne* et son influence dans la production des fièvres
lymnhémiques.

L'on sait que, comme cause ou comme effet et complication, il se forme dans certaines maladies humaines
des plantes cryptogames, comme dans l'*herpes tonsurans*, ou des animaux parasites, comme dans la gale,
dans la trichinose et en d'autres analogues, productions
auxquelles ressemblent beaucoup celles de divers
entozoaires, du tænia, des lombrics, des ascarides, des
distomes, des filaires, des hydatides, etc.; c'est ainsi que
l'oïdium se forme, se développe, se propage sur les rai-
sins et sur la vigne, la maladie de la pomme de terre
sur ce tubercule, le *secale cornutum* sur le seigle, etc.

Nous ne voyons donc pas de raisons suffisantes qui
s'opposent à la possibilité, ni même aux probabilités du
développement, de l'accroissement et de la multiplica-
tion de cette espèce de *parasite végétal* ou *végéto-ani-
mal* sur les surfaces tégumentaires internes, dans les
infections paludéennes, qui paraissent dépendre de la
fixation, de l'enracinement, l'accroissement et la repro-
duction de *spores végétales microscopiques*, qui s'élè-
vent dans l'atmosphère et s'introduisent avec l'air res-
pirable dans les profondeurs de notre organisme.

Mais toutes ces productions *parasites, animales et végétales sont nuisibles*, et grand nombre d'elles *vénéneuses comme la mousse et l'oïdium*. C'est encore une des raisons sur lesquelles nous fondons notre opinion, en considérant comme de vrais et réels *empoisonnements miasmatiques* toutes les fièvres *lymnhémiques ou paludiques*.

Ainsi donc, les caractères distinctifs, l'intensité, la violence, la gravité, l'urgence des symptômes des *fièvres paludéennes malignes ou pernicieuses*, la généralité et l'importance des organes et appareils qu'elles affectent, la profonde altération et décomposition des organes et des humeurs qu'elles produisent et, enfin, l'épouvantable rapidité avec laquelle elles déterminent la mort, si elles ne sont arrêtées dans un terme très-court, toujours fatal et irrévocablement funeste, s'il est dépassé, sont, dans notre opinion, des preuves évidentes que de telles maladies, éminemment formidables et meurtrières, doivent leur terrible virulence, non-seulement à la nature éminemment nuisible et toxique des effluves et miasmes absorbés, mais encore à l'intensité de l'absorption, à la quantité des matières vénéneuses dont a été pénétré et imprégné l'organisme.

Ajoutez à ces considérations que, soit comme effet de la malignité ou de l'intensité et de la violence de la cause efficiente de ces maladies paludéennes malignes ou pernicieuses, soit à cause de prédispositions individuelles morbides, déterminées par l'âge trop tendre ou trop avancé, par un tempérament lymphatique ou nerveux, par une constitution débile ou débilitée par de grandes pertes d'humeurs, par des travaux d'esprit ou des souffrances morales, par des maladies aiguës ou chroniques actuelles ou antérieurement éprouvées, par l'abus ou la mauvaise administration de médicaments irritants, débilitants ou, de toute autre manière, perturbateurs de l'organisme; il existe, sinon dans toutes, au moins dans la grande majorité des fièvres pernicieuses légitimement *paludéennes*, des altérations profondes, manifestes et incontestables d'organes importants et nécessaires à la vie, qu'une exploration attentive révèle chez le malade et que les recherches anatomiques démontrent sur le cadavre de ceux qui succombent fréquemment victimes de si violentes maladies. Ainsi, l'on trouve, dans l'autopsie de ces cas, tantôt des collections séreuses dans les méninges, et surtout, entre la pie-mère et l'arachnoïde cérébrales, tantôt des indurations ou des ramollissements, des granulations semblables à des sables fins, etc., dans les substances du cerveau, des lésions dans le foie, et, enfin, dans presque tous les cas, avec de rares exceptions, l'augmentation considérable du volume de la rate et son extrême ramollissement, qui arrive au point de la réduire en une espèce de bouillie noire, de la consistance du fromage mou. de crème, et jusqu'à déterminer la rupture de ses membranes. (*Compend. de méd. prat.*, par Monneret et Fleury, tome V, p. 327, et suiv.)

Il est donc évident que les fièvres *lymnhémiques pernicieuses* entrent pleinement dans la catégorie des maladies produites par *empoisonnement*, c'est-à-dire par l'action meurtrière de substances ou matières vénéneuses en quantités considérables, et dans celle des maladies qui produisent des *altérations profondes dans des orga-*

nes importants ou qui en dépendent ; puisque la gravité, les périls et le caractère violent et promptement mortel de ces maladies sont en raison directe de l'intensité et de la malignité de l'*infection*, et de l'extension et de la profondeur des lésions organiques, reconnues durant la vie et démontrées après la mort.

C'est pourquoi l'on peut légitimement et catégoriquement appliquer à ces terribles et très-urgentes maladies, ce que dit Hahnemann et ce qu'il a omis de dire, mais laisse suffisamment comprendre, touchant la thérapeutique des empoisonnements et des souffrances qui dépendent de l'altération manifeste et profonde d'organes importants ; en premier lieu, dans le deuxième paragraphe, déjà cité, du canon 67 de l'*Organon*, où il dit que, dans les empoisonnements subits, qu'il classe, avec une haute raison, parmi les cas extrêmement pressants, où la vie est en péril, où la mort est imminente, il est nécessaire d'employer les antidotes correspondants ; et quoiqu'il n'indique pas les doses, on comprend qu'elles doivent être proportionnées à la qualité et à la quantité de la cause morbifique et mortifère, puisqu'il mentionne les alcalis contre les acides minéraux, le foie de soufre contre les poisons métalliques, le café, le camphre et l'ipécacuanha contre les empoisonnements par l'opium, etc. ; et quiconque connaît le profond savoir et la pratique consommée de Hahnemann, ne pourra supposer, avec aucune apparence de raison, qu'en indiquant ces antidotes, les uns chimiques et les autres dynamiques, il n'ait entendu proportionner leurs doses, *pondérables et massives*, aux quantités plus ou moins fortes des substances vénéneuses ingérées ; —

en second lieu, dans l'exception par laquelle cominence le canon 279 du même *Organon*, où, comme il a été dit plus haut, l'auteur excepte, de la même loi où il établit l'indication des doses minimes et des dilutions *infinité-simales, les maladies qui dépendent manifestement d'une altération profonde d'un organe important*. On ne saurait donc douter que, si Hahnemann eût cru, en son temps, comme nous sommes aujourd'hui autorisés à le croire par des faits suffisants, que les maladies essentiellement paludiques sont de vrais *empoisonne-ments miasmatiques*, matériels et dynamiques, en même temps, comme, par exemple, ceux de l'opium, des can-tharides, de la noix vomique, de la fève de Saint-Ignace, de l'acide prussique, etc., il aurait indubitablement compris le quinquina, la quinine et ses sels, l'arsenic, le cédron, l'*ignatia amara*, etc., etc., au nombre des antidotes de ces *empoisonnements atmosphériques* des marais ; et il aurait également indiqué la nécessité de proportionner les doses de ces médicaments aux formes et quantités diverses, que les symptômes et signes con-nus révèlent, jusqu'à un certain point, dans les divers cas ; il aurait, à n'en pas douter, signalé la nécessité de *doses massives, grandes et fortes*, pour les cas ma-lins, pernicieux, urgents, où la vie court un grand péril et la mort est imminente, si l'on ne détruit prompte-ment la cause, si l'on ne conjure énergiquement et ra-pidement le péril, dans les plus courts délais, qui déci-dent sans appel de la vie et de la mort des malades.

Mais nous avons de fortes raisons de croire que le sage fondateur de l'homœopathie, quelque éminent pra-ticien qu'il fût et un des plus grands observateurs des infirmités humaines, n'eut jamais l'occasion d'observer et de traiter une épidémie de fièvres *légitimement palu-déennes*, ni de combattre, entre autres, les vraies pernicieuses ; puisque, dans ses œuvres, nous n'avons pu découvrir des cas particuliers ni collectifs de semblables maladies, telles que nous avons eu trop souvent lieu de les observer et de les traiter dans notre pratique ; ce qui provient sans doute de ce que les pays qu'habita successivement Hahnemann offrent rarement cette classe de maladies, à cause de leur situation vers la limite de la latitude boréale qui circonscrit les régions du globe terrestre où règnent endémiquement et épidémiquement les fièvres paludéennes, d'après les observations citées par le docteur Boudin (1).

Quoi qu'il en soit, nous, qui respectons les prudentes et sages doctrines de Hahnemann, dans cette partie *exceptionnelle* de l'homœopathie ; parce que nous les croyons conformes aux principes les plus sains de cette médecine et à ce qu'enseignent et conseillent l'observation et l'expérience cliniques ; mais qui nous en séparerions sans hésiter, si nous les croyions contraires à ces principes ; parce que notre devise est de ne jamais jurer aveuglément sur la parole du maître ; quand nous nous trouvons en face d'une fièvre paludéenne, nous la

(1) Boudin indique comme limite, dans notre hémisphère, le 59ᵉ degré de latitude septentionale ; et les pays qu'habita Hahnemann, en Allemagne, sont compris entre le 49ᵉ et le 51ᵉ à peu près ; et, dans les dernières années de sa vie, il résida à Paris, où les fièvres paludéennes malignes ou pernicieuses sont si rares qu'entre deux cent soixante-six mille cinq cent trente et un décès, survenus dans l'espace de douze ans, depuis 1859 jusqu'à 18.0, on ne trouve aucun cas de fièvre intermittente. (Voy Boudin, *Traité de géographie et de statistique médicales, et des maladies endémiques*, tome II, p. 2.4, 514 et 515.)

combattons avec des médicaments *dynamisés et à doses
infinitésimales*, dans la grande majorité des cas ordinaires aigus et, presque sans exception, dans tous les
chroniques ; nous employons ces médicaments à doses
massives, mais modérées, et même le plus souvent, en
basses triturations homœopathiques, lorsque, après
avoir pris fidèlement et exactement les indications,
dans les cas ordinaires, nous éprouvons une résistance
inaccoutumée de la maladie aux remèdes *dynamisés*,
homœopathiques à l'ensemble des symptômes, sans que
cela dépende, manifestement, ni probablement de com-
plications psoriques ou autres analogues ; enfin, nous
attaquons d'une main forte, avec résolution et vigueur,
au moyen de *doses souvent très-grandes, très-énergiques,
très-hautes*, de ces médicaments, les fièvres pernicieuses qui menacent les malades d'une mort prochaine ; *et,
en cela, nous avons la conviction intime d'agir, en
conformité stricte avec les principes les plus sains de la
thérapeutique homœopathique ;* et nous ne doutons pas
que si Hahnemann lui-même vivait aujourd'hui parmi
nous, dans ce monde de souffrances et d'infirmités, il
n'administrât, dans des cas semblables, les médicaments
homœopathiques à nos mêmes doses ou à doses pareilles,
proportionnées à l'intensité et à la *quantité présumée
de l'infection miasmatique*, à la gravité des symptômes
et au danger imminent du malade ; et qu'il ne pourrait
oublier en un moment et à la vue du péril ses anciens
et brillants triomphes, obtenus avec des doses *massives,
grandes* et *puissantes* de médicaments homœopathiques,
dans les fièvres rémittentes graves et dans le choléra-
morbus asiatique.

Parce que, dans les fièvres *lymnhémiques perni-*
cieuses, l'occasion est chauve, pour peu que l'on tarde,
la mort est certaine et inévitable. C'est là, par excellence,
l'*occasio præceps* du père de la médecine.

A l'appui de cette croyance, fondée sur la pratique
même de Hahnemann, nous dirons pour terminer, que,
malgré les prudents conseils que donne ce grand praticien dans l'*Organon* et qu'il répète dans la *Matière médi-*
cale pure, relativement aux inconvénients qu'entraînent
et aux préjudices que produisent l'abus et la mauvaise
administration du quinquina, dans le traitement de la
plus grande partie des maladies où la médecine allopathique a la fatale habitude de l'administrer, sans le
soin, la prudence et le discernement désirables, et
malgré l'avertissement, comme nous l'avons dit, que
donné Hahnemann lui-même, dans le canon 275 de l'*Or-*
ganon, que « si l'on administre *une dose trop forte* d'un
remède, quelque exactement homœopathique qu'il soit,
il nuira infailliblement au malade ; » et quoiqu'il répète, dans le canon 276 que, « malgré son homœopathicité, un médicament est toujours préjudiciable quand
on le donne à trop fortes doses, et que l'élévation même
de la dose est d'autant plus nuisible que le remède est
plus homœopathique ; » dans ce même dernier passage, il
indique clairement, qu'en donnant cet avis il entend par-
ler principalement des médicaments préparés homœopathiquement ; puis il ajoute que le préjudice causé par
le remède sera d'autant plus grand que sa force dynamique sera plus développée, et dans les notes sur les
déplorables abus allopathiques du quinquina, tant dans
l'*Organon* que dans la *Matière médicale pure*, il ex-

prime clairement et sans ambages ni détours, que les grands préjudices qu'il signale là ont lieu *quand le médicament n'est pas homœopathiquement indiqué* pour la *guérison de la maladie ;* puisqu'il dit en termes formels : « Il est vrai, et il faut en convenir, que presque toutes les (fièvres intermitentes) peuvent être supprimées (ce qui arrive fréquemment) par de grandes, par d'énormes doses de quinquina ou de sulfate de quinine, c'est-à-dire que ces substances empêchent leur retour périodique et détruisent leur type ; *mais quand le médicament a été employé contre les fièvres intermittentes auxquelles il ne convenait pas,* le malade est bien loin de se trouver guéri, parce que le type de son affection a été détruit, puisqu'il reste malade d'une autre manière, et, souvent, plus qu'auparavant ; il est atteint d'une affection *quinique* spéciale et chronique, que la vraie médecine peut rarement guérir sans beaucoup de peine et de temps. Est-ce là ce qu'on peut appeler guérir ? » (*Organon,* p. 248 et 249).

Hahnemann dit à peu près la même chose, dans les considérations générales de l'article *Quina* de la *Matière médicale pure,* quand il prévient que « les insuccès nombreux, entre les mains des praticiens vulgaires, et que les exaspérations produites par son emploi répété et à hautes doses, dans une foule de maladies, qu'il finit trop souvent par rendre incurables, sont uniquement le résultat des maux que lui-même entraîne à sa suite, *quand on le donne et, surtout, quand on le prodigue dans des cas où il ne convient pas.* » (*Mat. méd.,* tome III, p. 576 et 577.)

Il est donc indubitable qu'un médecin prévoyant, un

praticien éminent et consommé, comme Hahnemann, n'a point condamné sans appel, ni d'une manière absolue, l'administration des grandes doses de quinquina ou de quinine, dans les fièvres intermittentes; mais il restreignit la proscription et l'anathème de ces grandes doses aux cas où ce médicament ne convient pas et est formellement contre-indiqué, selon les principes certains et assurés de la doctrine médicale homœopathique.

Ainsi, quand nous prescrivons, dans des cas rares et extraordinaires de fièvres intermittentes pernicieuses, de grandes quantités, de fortes doses de sulfate de quinine, comme 30, 50, 100, 200 grains et plus, en peu de temps; ou bien 1, 2 milligrammes et plus d'arsenic, par exemple, par la méthode du docteur Espanet, analogue à celle du docteur Boudin, et même plus parfaite et plus énergique, nous n'entendons pas procéder *empiriquement*, comme dit M. Pellicer, dans le sens commun et vulgaire du mot, mais nous restons catégoriquement et nous nous maintenons dans les limites de la doctrine de Hahnemann et de l'école homœopathique la plus pure, rigoureuse et orthodoxe; et nous disons et soutenons que *c'est là de l'homœopathie*, aussi exacte et légitime que l'administration, en d'autres cas, des plus hautes *dynamisations* à la 30ᵉ dilution, selon l'habitude générale de Hahnemann, à la 200ᵉ, la 1,000ᵉ, la 10,000ᵉ ou plus, selon la méthode de Körsacoff, *puisque par l'administration de ces hautes doses, dans les cas qui les exigent impérieusement, nous gardons la juste mesure entre l'observation clinique attentive et les préceptes mêmes de la doctrine homœopathique que nous professons.*

COROLLAIRES.

En conclusion de tous les faits historiques antérieurement exposés, et des considérations, réflexions et raisonnements que nous en avons tirés, nous croyons avoir suffisamment démontré les corollaires suivants, concernant la grande question de l'usage et de l'appropriation pratique des doses *grandes, petites* et *infinitésimales,* au traitement curatif des maladies, selon les principes, lois, préceptes et règles de la doctrine médicale homœopathique :

1° L'exclusion, la réprobation et l'anathème général prononcés par quelques homœopathes modernes, contre l'usage et l'administration des médicaments à doses *massives et plus ou moins grandes et fortes,* dans le traitement homœopathique de certaines maladies déterminées, graves, périlleuses, urgentes et promptement mortelles, sont exagérées, injustes, sans fondement et contraires aux véritables et légitimes intérêts de l'humanité, de la science en général, et de la doctrine homœopathique en particulier.

2° Les médecins qui entendent ainsi les lois de la doctrine homœopathique et en exagèrent les maximes à ce point, sont ou veulent être plus homœopathes que Hahnemann lui-même, et peuvent, avec raison, se nommer homœopathes *ultra-hahnemanniens* ; puisque le fondateur de l'homœopathie laissa la voie ouverte à l'usage et à la prudente administration des médicaments aux doses *communes* et *hautes* de la médecine ordinaire, dans des cas exceptionnels de diverses maladies graves et urgentes.

3° Le fondateur de la doctrine médicale homœopatique n'a pas écrit dans le canon 276 de l'*Organon* qu'un médicament, quoique homœopathique, nuit s'il est administré à dose *très-élevée*, comme l'a entendu et exprimé M. Pellicer ; mais, que ce médicament nuit constamment quand on l'a administré à dose *trop* élevée, ce qui est bien différent. Hahnemann n'a pas dit non plus dans le même canon, comme traduit M. Pellicer, que l'aggravation homœopathique soit « une affection artificielle *excitée par le remède* dans les parties de l'organisme qui souffrent le plus, » mais que c'est « une affection artificielle que *la force vitale excitée par la dose exubérante du remède* a provoquée dans les parties de l'organisme qui souffrent le plus, » ce qui est aussi bien différent : puisque l'idée de Hahnemann est essentiellement et franchement *vitaliste ou spiritualiste*, comme toute la philosophie médicale homœopathique pure et orthodoxe ; tandis que la version inexacte de M. Pellicer est, par une omission sans doute involontaire, *catégoriquement matérialiste* et, partant, contraire aux dogmes fondamentaux de la philosophie légitimement hahnemannienne.

4° Si les six passages de l'*Organon* que cite M. Pellicer, pour prouver que notre doctrine n'est pas conforme à celle de Hahnemann, en ce qui touche à l'emploi des doses médicinales, devaient être acceptés comme lois, préceptes absolus ou principes fondamentaux de l'homœopathie ; avec combien plus de raison ne devrait-on pas qualifier ainsi celui qui prescrit l'administration des médicaments sous forme de vapeur, par l'*olfaction d'un seul globule homœopathique* contenu au fond d'un flacon ; de laquelle le fondateur dit, avec insistance, qu'elle suffit pour guérir radicalement toute sorte de maladies, en prévenant *que le globule conserve toute sa vertu, pour le moins de dix-huit à vingt ans* ; mais cet avis, comme ces passages, où Hahnemann insiste tant sur la convenance et la nécessité d'employer les médicaments homœopathiques à doses et dilutions très-faibles et *infinitésimales* et sur les périls des doses hautes et *massives*, sont de toute évidence des recommandations générales, plus ou moins véhémentes et même enthousiastes de la thérapeutique, essentiellement *dynamique, impondérable* et *incoercible* ; mais non des préceptes, ni des règles inflexibles, ni encore moins des lois universelles qui excluent absolument l'administration de *hautes doses*, dans des cas donnés et dans des circonstances exceptionnelles, comme, par exemple, les empoisonnements, le choléra-morbus et les fièvres paludéennes.

5° La note placée par Hahnemann en tête de sa revue historique des guérisons homœopathiques obtenues par hasard dans la suite des temps, n'est autre chose qu'une espèce de précaution, une sauvegarde des doses *infinitésimales*, pour éviter l'abus que, à la vue de tant et de si remarquables guérisons homœopathiques, obtenues toutes avec des doses ordinaires et *massives* communes, on pourrait faire dans la suite, de ces dernières doses, dans la pratique de l'homœopathie, où, comme l'auteur en prévient, avec raison, les hautes doses des agents homœopatiques provoquent *en général* des dangers.

6° On ne saurait douter que dans les maladies essentiellement et exclusivement dynamiques, comme la *rage*, un médicament actif et puissant, comme la *belladone*, ne puisse, administré à doses trop élevées, occasionner les plus funestes résultats ; mais cette observation n'est pas applicable à toutes les maladies *matérialisées* dans la texture des organes, ni à celles qui sont produites et entretenues par des causes matérielles, intenses et considérables.

7° Les autres passages de l'*Organon* qu'oppose à notre doctrine *posologique* M. Pellicer, ne peuvent ni détruire les exceptions posées, ni annuler celle qu'indique l'auteur, dans les lois et règles générales proprement dites ; et, s'ils étaient pris à la lettre, ils offriraient une évidente contradiction avec la pratique suivie par Hahnemann lui-même, dans divers cas déterminés et connus.

8° La véritable et unique loi hahnemannienne qui règle, dans la thérapeutique homœopathique, les doses auxquelles doivent être administrés les médicaments, dans la généralité des maladies, est établie dans le canon 279 de l'*Organon*, qui dit :

« Les expériences pures établissent d'une manière absolue que, *quand la maladie ne dépend pas manifestement d'une altération profonde d'un organe important*, fût-elle même de la classe des chroniques et des compliquées, et quand on a soin d'éloigner du malade toute influence médicinale étrangère, *la dose du médicament homœopathique ne saurait jamais être assez faible, pour le rendre inférieur en force à la maladie naturelle, qu'elle peut éteindre et guérir, tant qu'elle conserve l'énergie nécessaire pour provoquer, immédiatement après avoir été prise, des symptômes semblables à ceux de la maladie et un peu plus intenses.* »

9° Restent, donc, exclues des prescriptions de cette loi : 1° les lésions ou altérations organiques manifestes et profondes ; 2° les infections toxiques et les empoisonnements de toute espèce, minéraux, végétaux ou animaux ; 3° les maladies entretenues par certains *entozoaires*, comme les trichines, les filaires, les ténias, ou par quelques animaux ou quelques végétaux parasites, tels que les niguas, l'herpès tonsurant, etc., ou par la pénétration et la diffusion de certaines humeurs, comme la pyohémie, etc., dont les causes matérielles, empêchements plus invincibles par les doses très-faibles des médicaments homœopathiques en dilutions *infinitésimales* que toutes les influences médicinales externes, doivent être écartées du malade ou détruites dans l'intérieur de l'organisme, pour que ceux-ci puissént produire leurs effets salutaires.

10° La loi générale de la thérapeutique *infinitésimale*, établie par Hahnemann dans le canon explicite 279, est l'application légitime et naturelle de la loi fondamentale théorique de l'homœopathie, exprimée dans la formule du canon 26, qui dit : « Une affection *dynamique*, dans l'organisme vivant, est éteinte par une autre plus forte, quand celle-ci, sans être de la même espèce, lui ressemble beaucoup, par la manière dont elle se manifeste ; » loi qui catégoriquement circonscrite aux affections *dynamiques*, est absolument inapplicable à toutes les autres maladies. Mais cette loi, essentiellement *hypothétique et spéculative*, fondée sur la supposition très-probable *de deux affections dynamiques*, n'est pas la loi vraie, expérimentale et incontestable de l'homœopathie, quoique Hahnemann ait dit qu'elle est la loi naturelle de sa doctrine.

11° La loi positive, formelle, naturelle et expérimentale de la médecine homœopathique ou de la guérison des maladies par des médicaments semblables, le *similia similibus curantur*, est la formule du canon 27 de l'*Organon*, dont le second paragraphe dit : *La maladie ne peut être anéantie et guérie d'une manière certaine, radicale, rapide et durable, qu'au moyen d'un médicament capable de provoquer chez l'homme sain l'ensemble de symptômes le plus semblable à la totalité des siens, et doué, en même temps, d'une énergie supérieure à celle qu'elle possède.* Dans le large cercle de cette loi sont contenues et concordent parfaitement, non-seulement les maladies primitivement et essentiellement *dynamiques*, mais aussi celles qui, sans cesser de l'être, cemme toutes celles de l'organisme animal, sont entretenues par des causes matérielles intenses et considérables, telles que les intoxications médicinales et les empoisonnements par des substances liquides, vaporeuses, gazeuses et miasmatiques, minérales, végétales et animales.

12° Hahnemann n'a formulé, dans aucune partie de ses œuvres, la loi générale de la thérapeutique des maladies *dynamiques* et *matérielles* en même temps; ayant laissé incomplète et tronquée sa doctrine, dans cette intéressante partie de l'art, il a légué ce travail à ses disciples et successeurs. Mais il a donné de suffisantes

indications, touchant cette thérapeutique, dans les canons 5, 7 et 67 de l'*Organon*, en traitant de l'élimina-
tion ou de l'expulsion des causes occasionnelles des
maladies aiguës ; de l'excitation et des secousses à im-
primer à l'organisme, dans les cas urgents, extrêmes
et d'un péril imminent ; et, enfin, du traitement et de
la guérison des empoisonnements, cas pour lesquels il
était évidemment dans l'esprit de Hahnemann, comme
il l'exprime d'une manière assez explicite, de réserver
l'usage prudent et scientifique des doses *hautes ou massives* des médicaments.

13° M. Pellicer fait une supposition arbitraire, que
réfute et dément la lecture attentive des œuvres de Hahnemann, quand il dit et affirme, avec une assurance
digne d'envie, que ce grand praticien n'administra jamais à ses malades aucune substance à doses *massives,
hautes, fortes et grandes*, à titre de remède homœopathique ; puisque dans divers passages que nous avons
cités de ces œuvres, que les disciples du grand maître
ne sauraient jamais trop méditer, sont rapportés des
faits nombreux de guérisons importantes et même surprenantes obtenues par Hahnemann lui-même, avec des
doses *grandes* et même *énormes* de médicaments homœopathiques appropriés.

14° La manière dont M. Pellicer qualifie notre thérapeutique des fièvres *lymnhémiques* graves et urgentes
et d'autres maladies analogues est injuste à tous les
points de vue, et sans fondement sous tous les rapports ;
quand il la déclare *empirique* et *contraire* à tous les
principes et lois de la doctrine homœopathique et sous
le coup des anathèmes du fondateur de l'homœopathie.

15° Elle n'est pas *empirique*, cette thérapeutique, fort analogue, sinon identique, à celle que prescrivent les grands praticiens de toutes les écoles et de tous les peuples, si l'on veut entendre par *empirisme* la pratique aveugle, routinière, sans boussole et sans guide; puisque nous nous dirigeons, dans son application, à la lumière des grands flambeaux de la médecine de tous les temps, l'*expérience* et la *raison*. Mais, si par *empirisme*, il faut entendre cette pratique rationnelle, prudente et circonspecte, selon les principes de la respectable doctrine de l'école que fondèrent, dans l'antiquité, Sérapion et Sextus Empiricus, avec son fameux trépied de l'*autopsie*, l'*histoire* et l'*analogisme* des maladies; perfectionnée et complétée par le quatrième terme de l'*analogisme de l'ensemble symptomatique de la maladie, avec l'ensemble symptomatique du médicament*, qui est la grande, l'impérissable conquête dont l'humanité et la science sont redevables au génie du grand Hahnemann ; alors nous nous déclarons franchement et explicitement partisans de l'*empirisme*, et nous déclarons franchement et décidément *empirique* notre thérapeutique des fièvres paludéennes, graves et pernicieuses, et d'autres maladies analogues, par des doses *massives*, grandes, parfois *très-grandes* et *fortes*, proportionnées à la force, à l'énergie, à la violence de la maladie et à l'imminence du péril ; mais cet *empirisme* est l'*empirisme* de Hahnemann et de l'école homœopathique vraie, légitime, rationnelle et orthodoxe, non exagérée par l'idée hyperbolique d'un *dynamisme* abstrait, excessif et exclusif, incompatible avec la nature humaine, essentiellement composée de deux principes fondamen-

taux, *un spirituel* et *l'autre matériel*, indissolublement
unis pendant la vie, et seulement séparables et séparés
après la mort ; ni adultérée par le mélange indigeste et
absurde des maximes diverses, incohérentes et hétéro-
gènes des systèmes allopathiques.

16° Cette thérapeutique exceptionnelle, nécessaire et
indispensable, n'est pas, non plus, contraire aux principes, dogmes et lois de la médecine homœopathique,
ni en dehors de la doctrine hahnemannienne, puisqu'elle
est contenue dans l'esprit et même dans la lettre des
canons 7, 67 et 279 de l'*Organon de l'art de guérir*
de Hahnemann, et qu'elle concorde parfaitement avec
tous, comme nous l'avons déjà démontré.

17° C'est un fait positif et aujourd'hui pleinement
démontré, que les maladies *lymnhémiques, paludiques*
ou des marais, sont de vrais et indubitables empoisonnements miasmatiques, occasionnés et produits par l'ab
sorption de quantités plus ou moins considérables,
petites, grandes ou très-grandes, de substances organiques, mortes ou vivantes, émanées des eaux stagnantes,
marécageuses et corrompues. Il est très-probable, il est
même presque prouvé, par de récentes expériences, que
ces miasmes ne sont autre chose que des *germes* ou
spores végétales microscopiques, volatiles ou diffusibles
dans l'atmosphère, comme les atomes que révèlent dans
l'air les rayons isolés de la lumière du soleil ; et il résulte de nos propres observations et investigations cliniques, qu'une substance accidentelle, morbide, de nature organique et *d'apparence végétative et organisée*,
se développe sur les membranes muqueuses, et surtout
sur la surface de la langue, dans toutes ces maladies d'o-

rigine *paludique ;* et cette végétation, morte ou vivante, organique ou non, inerte, active ou vénéneuse, est toujours proportionnée, par son extension sur la surface tégumentaire de la langue, par son épaisseur et par le prolongement de ses filaments pelucheux, à la plus ou moins grande intensité, gravité et urgence de ces maladies.

18° Il est un autre fait positif et évidemment démontré par l'autopsie cadavérique, c'est que les individus qui meurent par suite de ces fièvres *lymnhémiques* pernicieuses succombent indubitablement par l'effet de lésions et même de destructions profondes d'organes importants, nécessaires à l'entretien de la vie.

19° La thérapeutique indiquée implicitement, sinon explicitement, par Hahnemann lui-même, pour les empoisonnements et pour les maladies manifestement dépendantes d'altérations profondes d'organes importants, qui ne cèdent, ni ne peuvent, sauf de rares exceptions, céder aux doses et dilutions *infinitésimales*, mais requièrent, exigent impérieusement la prompte et hardie administration de doses *massives, grandes et fortes* et *parfois très-considérables* des médicaments homœopathiquement indiqués ; cette thérapeutique est également applicable et doit de toute nécessité être appliquée aux cas graves de fièvres paludéennes.

20° Si Hahnemann n'a point laissé indiquée explicitement et en propres termes la nécessité de prescrire ces *hautes doses* de médicaments homœopathiques pour c traitement des fièvres *paludéennes* graves et pernicieuses, c'est probablement parce qu'il n'eut pas l'occasion de les observer dans sa pratique ; puisque les pays qu'il habita et où il exerça la médecine sont peu ou point sujets à cette classe de maladies miasmatiques; et s'il les eût observées et traitées, il n'aurait pu oublier, en présence de périls imminents, ses anciens et brillants triomphes obtenus, dans des maladies analogues, au moyen de grandes et même d'énormes doses *massives* de médicaments appropriés.

21° Pour nous, interprétant les préceptes de Hahnemann dans leur sens naturel et vrai, et voulant, pour notre part et dans la mesure de nos forces, travailler au progrès de ces parties de la thérapeutique que l'illustre maître laissa forcément défectueuses et incomplètes, nous prescrivons, administrons et conseillons contre les fièvres graves, urgentes et pernicieuses, de *nature légitimement paludique*, des quantités, des doses *massives*, *grandes* et *fortes* des médicaments homœopathiquement indiqués, en les proportionnant toujours à la violence et à l'urgence du mal et à la tolérance du malade : comme, par exemple, 30, 40, 50 ou 100 grains de sulfate de quinine, parfois dans l'espace de vingt-quatre et même de douze heures, et jusqu'à 200 grains et plus en peu de jours; 1, 2 milligrammes et plus d'arsenic blanc, dans le même espace de temps, suivant les cas et circonstances; et, en cela, nous n'agissons pas *empiriquement*, comme l'entend M. Pellicer, mais nous restons fidèles aux principes et règles de la doctrine réformatrice homœopathique, que, comme lui, nous professons et défendons.

22° Pour la juste et convenable, mais délicate administration de ces doses *hautes* et *fortes* de médicaments énergiques et même héroïques, dans des circonstances si pressantes de maladies si dangereuses, nous suivons une règle que nous conseillons à nos confrères d'observer toujours strictement et rigoureusement. Cette règle nécessaire, indispensable et sûre consiste à observer les effets du médicament. Quand on l'administre et quand on remarque que le malade est plus tranquille, qu'il n'a pas soif, ou que celle-ci diminue successivement ou immédiatement, dès qu'il s'humecte la bouche ; que l'*enduit ou végétation lymnhémique de la langue* diminue et se retire vers la base, tombe et se détruit ; que le ventre est mou et indolent, ou qu'il s'amollit et est moins douloureux, si auparavant il était sensible à la pression de la main ; que le malade se ranime et reprend des forces et parfois jusqu'à l'appétit qu'il avait perdu ; et, surtout, que les symptômes et signes alarmants, qui souvent persistent même dans l'apyrexie ou dans les rémissions, s'effacent successivement ou simultanément ; pour lors, nous sommes parfaitement sûrs et certains que le malade possède, pour ces grandes doses de médicament, toute la tolérance requise pour qu'elles produisent les plus heureux et prompts résultats ; et que le médicament même, ainsi que ses doses, sont parfaitement homœopathiques à la maladie et exactement proportionnés à sa violence et à son énergie menaçante. Enfin, quand le triomphe vient récompenser nos efforts et couronner nos peines et nos soins, par une guérison prompte, complète et durable du malade, sans qu'il offre à l'observation la plus attentive aucun symptôme ni vestige de maladie, alors nous sommes complétement tranquilles et tout à fait certains d'avoir obtenu la guérison véritable, positivement et radicale-

ment : puisque, comme dit Hahnemann, dans le canon
14 de l'*Organon*, de tous les changements morbides
invisibles, qui surviennent dans l'intérieur du corps et
dont on peut obtenir la guérison, il n'en est pas un seul
qui ne se laisse reconnaître par l'observateur attentif,
au moyen de signes et de symptômes. Ainsi l'a voulu
l'infinie bonté et sagesse du souverain conservateur de
la vie des hommes ; » et il avait dit antérieurement,
dans le canon 8 : « On ne saurait concevoir ni prouver,
par aucune expérience au monde, qu'après la guérison
de tous les symptômes de la maladie et de tout l'ensemble des accidents perceptibles, il reste ou puisse
rester autre chose que la santé, et que le changement
morbide qui s'était opéré dans l'intérieur du corps n'ait
point été anéanti. » Comme c'est ce que l'on observe,
dans les cas de fièvres pernicieuses légitimement *lymnhémiques* ou paludiques, traités avec des doses *grandes* et
fortes, mais non *trop fortes* et *grandes* de leurs médicaments appropriés ; de deux choses l'une : ou il faut,
en bonne logique, convenir que le principe de la ressemblance, l'axiome : *Similia similibus curantur*, n'est
pas la base fondamentale de la véritable et sûre thérapeutique et que, pour ces cas et d'autres de maladies analogues, il est d'autres principes ou axiomes également
certains, mais encore méconnus ; ou il faut avouer que
ces médicaments et ces grandes doses sont parfaitement
homœopathiques, dans les cas terribles et les luttes déjà
exposés. Nous affirmons, nous, résolûment la dernière
supposition, et nous repoussons, de toutes nos forces, la
première ; parce que nous croyons que, comme dit Hahnemann, « dans tous les temps, les maladies qui ont été

guéries d'une manière réelle, prompte, durable et manifeste par des médicaments, et qui n'ont point dû leur
guérison à ce qu'il s'est rencontré quelque autre circonstance favorable, à ce que la maladie aiguë avait ac-
compli sa révolution naturelle, ou, enfin, à ce que les
forces du corps avaient repris peu à peu leur prépon-
dérance, durant un traitement allopathique ou antipa-
thique... ces maladies, disons-nous, ont cédé, quoiqu'à
l'insu du médecin, à un remède homœopathique, c'est-
à-dire ayant le pouvoir de susciter, par lui-même, un
état morbide semblable à celui dont il procurait la disparition (1); » et parce que la nature est toujours
simple dans ses admirables procédés et que ses lois sont
éternelles et immuables, comme dictées et établies par
la sagesse infinie du Suprême Auteur, Législateur et
Arbitre de toute la création.

(1) *Organon*, p. 19.

TABLE DES MATIÈRES

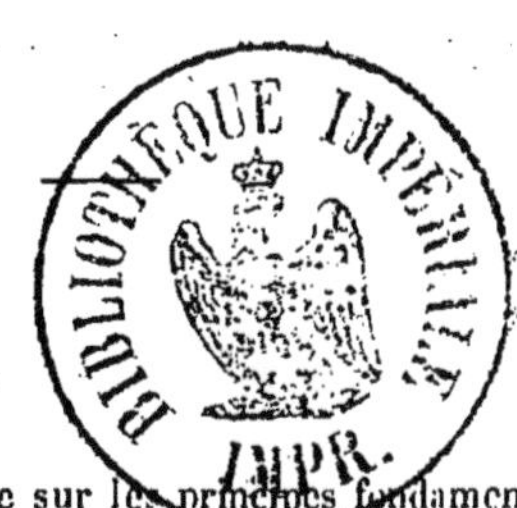

POLÉMIQUE

PREMIÈRE PARTIE.

DEUXIÈME PARTIE.

ERRATUM.

Page 82, lignes 18 et 19, *au lieu de :* graduation des petites doses, *lisez :* graduation des doses massives.

PARIS. — IMP. SIMON RAÇON ET COMP., RUE D'ERFURTH, 1.

BOYER (A.). **Étude sur l'ophthalmoscope.** Paris, 1864. In-8, de 77 pages. . . . . 1 fr. 5

— **Des ophthalmies** scrofuleuse, herpétique, rhumatismale et de leur traitement homœopathique. Paris, 1867. In-8. . . . . 2 fr.

CHANCEREL (V.). **De l'angine et de ses variétés.** Mémoire couronné par la Société hahnemannienne de Madrid. Paris, 1865. In-8, 94 p. . . . . . 2 fr. 50.

HAHNEMANN (Samuel). **Exposition de la doctrine homœopathique,** ou **Organon** de l'art de guérir, traduit de l'allemand, sur la dernière édition, par le docteur J.-L. Jourdan. 4ᵉ édition, augmentée de commentaires et précédée d'une notice sur la vie, les travaux et la doctrine de Hahnemann, par le docteur Léon Simon père. Paris, 1856. In-8, xlviii-568 p., avec un portrait gravé sur acier. 8 fr.

— **Doctrine et traitement homœopathique des maladies chroniques.** Traduit de l'allemand sur la dernière édition par A.-J.-L. Jourdan. 2ᵉ édition, entièrement refondue et considérablement augmentée. Paris, 1846. 5 vol. in-8, chacun de 600 p. . . . . 23 fr.

— **Études de médecine homœopathique,** par le docteur S. Hahnemann. Paris, 1856. 2 vol. in-8 de chacun 600 pages. . . . . 14 fr.
    Chaque volume se vend séparément. . . . . 7 fr.

HARTMANN. Thérapeutique homœopathique des maladies des enfants: traduit de l'allemand, avec des notes, par le docteur Léon Simon fils, membre de la Société médicale homœopathique de France. Paris, 1853. In-8 de 700 p. . . . . 8 fr.

HERING (C.). **Médecine homœopathique domestique.** Nouvelle édition française; traduite sur la 11ᵉ édition allemande, et précédée de Notions de thérapeutique générale et d'hygiène, par le docteur Léon Simon fils. Paris, 1867. In-12, 600 p. avec 100 fig. . . . . 7 fr.

HIRSCHEL (B.). **Guide du médecin homœopathe au lit du malade, et Répertoire de thérapeutique homœopathique.** Traduit de l'allemand par le docteur Léon Simon fils. Paris, 1858. In-12, xii-532 p. . . . . . 5 fr. 50.

JAHR (G. H. G). **Principes et règles** qui doivent guider dans la pratique de l'homœopathie. Exposition raisonnée des points essentiels de la doctrine médicale de Hahnemann. Paris, 1857. In-8, xvi-528 p. . . . . 7 fr.

— **Nouveau manuel de médecine homœopathique,** divisé en deux parties: 1º *Manuel de matière médicale,* ou Résumé des principaux effets des médicaments homœopathiques, avec indication des observations cliniques ; 2º *Répertoire thérapeutique et symptomatologique,* ou Tables alphabétiques des principaux symptômes des médicaments homœopathiques ; avec des avis cliniques. 7ᵉ édition, revue et considérablement augmentée. Paris, 1862. 4 vol. in-12. . . . . 18 fr.

JAHR (G. H. G.) et **CATELLAN** frères. **Nouvelle pharmacopée homœopathique,** ou Histoire naturelle, préparation et posologie ou administration des doses, des médicaments homœopathiques. 3ᵉ édition, revue et considérablement augmentée. Paris, 1862. In-18 jésus, x 436 p., avec 144 fig. . . . . 7 fr.

SIMON (Léon) fils. **Des maladies vénériennes et de leur traitement homœopathique.** Paris, 1860. In-18 de 744 p. . . . . 6 fr.

— **De l'origine des espèces,** en particulier du système Darwin. Paris, 1865. In-8, 65 p. . . . . 1 fr. 50

SIMON (Léon) père. **Leçons de médecine homœopathique.** Paris, 1836. In 8. . . . . 6 fr.

PARIS. — IMP. SIMON RAÇON ET COMP., RUE D'ERFURTH, 1.

www.ingramcontent.com/pod-product-compliance
Ingram Content Group UK Ltd.
Pitfield, Milton Keynes, MK11 3LW, UK
UKHW022302070726
13614UKWH00002B/513